Kuzhina Bimore 2023
Receta të Shijshme dhe të
Shëndetshme për Të Gjithë

Anisa Rama

Tabela e Përmbajtjes

hyrje 9

BISHTALEVE 15

Rajma Dal tradicionale indiane 16

Sallatë me fasule të kuqe 18

Merak me fasule dhe perime Anasazi 20

Shakshuka e lehtë dhe e përzemërt 22

djegës i modës së vjetër 24

Sallatë e lehtë me thjerrëza të kuqe 27

Sallatë me qiqra në stilin mesdhetar 29

Zierje tradicionale me fasule toskane (Ribollita) 32

Thjerrëza Beluga dhe Mélange me perime 34

Kupa meksikane me tako me qiqra 36

Indian Dal Makhani 38

Tas me fasule në stilin meksikan 40

Minestrone klasike italiane 42

Zierje me thjerrëza jeshile me zarzavate 44

Përzierje perimesh në kopshtin e qiqrave 46

Salcë e nxehtë e fasules 48

Sallatë me soje në stilin kinez 50

Zierje me thjerrëza dhe perime të modës së vjetër 53

Indian Chana Masala	55
Pateja me fasule të kuqe	57
Tas me thjerrëza kafe	59
Supë e nxehtë dhe pikante me fasule Anasazi	61
Sallatë me bizele me sy të zi (Ñebbe)	63
Çili i famshëm i mamit	65
Sallatë me qiqra të pjekura me arra pishe	67
Tas Buda me fasule të zezë	69
Zierje me qiqra të Lindjes së Mesme	71
Dip me thjerrëza dhe domate	73
Sallatë me bizele të gjelbra me krem	75
Za'atar Hummus i Lindjes së Mesme	78
Sallatë me thjerrëza me arra pishe	80
Sallatë e nxehtë me fasule Anasazi	82
Zierje tradicionale Mnazaleh	84
Përhapja me thjerrëza të kuqe me piper	86
Bizele bore me erëza të skuqura në Wok	88
djegës i shpejtë i përditshëm	90
Sallatë me bizele me sy të zi	92
Avokado të mbushura me qiqra	94
Supë me fasule të zezë	96
Sallatë me thjerrëza Beluga me barishte	100

Sallatë me fasule italiane 103

Domate të mbushura me fasule të bardha 105

Supë dimërore me bizele me sy të zi 107

Petë me fasule të kuqe 109

Burgers me bizele të bëra në shtëpi 111

Zierje me fasule te zeze dhe spinaq 113

Prezantimi 124

DESSERTS 130

Çokollata shtëpiake me kokos dhe rrush të thatë 131

Fudge i lehtë Moka 133

Bare bajamesh dhe çokollate 135

Biskota me gjalpë bajame 137

Bare bollgur me gjalpë kikiriku 139

Hallva me vanilje 141

Byrek me mango me çokollatë të papërpunuar 143

Akullore me çokollatë 145

Tortë me qumësht të papërpunuar me mjedër 147

Mini Torte me Limon 149

Bionde me gëzof kokosi me rrush të thatë 152

Sheshe të lehta me çokollatë 154

Bare biskotash me çokollatë dhe rrush të thatë 156

Bare granola me bajame 158

Biskota me gëzof kokosi ... 160

Tortë me arra të papërpunuara dhe manaferra ... 162

Topa të ëndrrave me çokollatë ... 164

Makaronat e minutës së fundit ... 166

Ratafias të modës së vjetër ... 168

Puding orizi jasemini me kajsi të thata ... 170

Bare energjie të përditshme ... 172

Akullore e papërpunuar kokosi ... 175

Fudge lajthie me çokollatë ... 177

Sheshe bollgur me Kastrati ... 179

Puding Bukë Klasik me Sulltane ... 181

Halva dekadente lajthie ... 183

Mini qumështore me portokall ... 185

Komposto manaferrash me verë të kuqe ... 187

turk Irmik Helvasi ... 189

Kufeto tradicionale greke ... 191

Sallatë frutash të mprehta me salcë limoni ... 193

Apple Crumble në stilin gjerman ... 196

Puding me kanellë vanilje ... 198

Tortë me çokollatë me nenexhik ... 200

Biskota të modës së vjetër ... 202

Byrek me krem kokosi ... 204

Karamele me çokollatë të lehtë 206

Këpucari i mjedrës së mamit 209

Dardha e vjeshtës e freskët 211

Biskota të famshme të kashtës 213

Brownies me çokollatë të dyfishtë 215

Trajtime krokante me tërshërë dhe arra 217

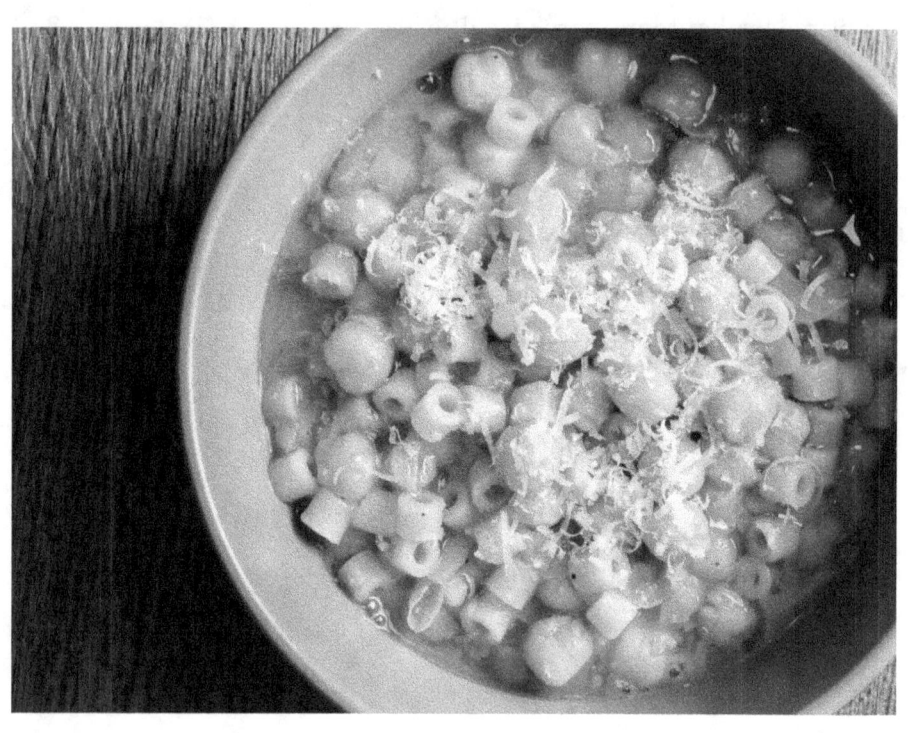

hyrje

Vetëm deri vonë, gjithnjë e më shumë njerëz kanë filluar të përqafojnë stilin e jetesës së dietës me bazë bimore. Është e diskutueshme se çfarë saktësisht ka tërhequr dhjetëra miliona njerëz në këtë mënyrë jetese. Megjithatë, ka prova në rritje që tregojnë se ndjekja e një stili jetese diete kryesisht me bazë bimore çon në kontroll më të mirë të peshës dhe shëndet të përgjithshëm, pa shumë sëmundje kronike. Cilat janë përfitimet shëndetësore të një diete me bazë bimore? Siç rezulton, ngrënia me bazë bimore është një nga dietat më të shëndetshme në botë. Dietat e shëndetshme vegane përfshijnë shumë produkte të freskëta, drithëra, bishtajore dhe yndyrna të shëndetshme si farat dhe arrat. Ato janë të pasura me antioksidantë, minerale, vitamina dhe fibra dietike. Hulumtimet aktuale shkencore kanë vënë në dukje se konsumi më i lartë i ushqimeve me bazë bimore shoqërohet me një rrezik më të ulët të vdekshmërisë nga sëmundje të tilla si sëmundjet kardiovaskulare, diabeti i tipit 2, hipertensioni dhe obeziteti. Planet e të ushqyerit vegan shpesh mbështeten shumë në ushqimet kryesore të shëndetshme, duke shmangur produktet shtazore që janë të ngarkuara me antibiotikë, aditivë dhe hormone. Plus, konsumimi i një përqindje më të lartë të aminoacideve thelbësore me proteina shtazore mund të jetë i dëmshëm për shëndetin e njeriut. Meqenëse produktet shtazore përmbajnë 8 më shumë yndyrë sesa ushqimet me bazë bimore, nuk është tronditëse që studimet kanë treguar se ata që hanë mish kanë nëntë herë më shumë se veganët. Kjo na çon në pikën tjetër, një nga përfitimet më të mëdha të dietës vegane – humbja e peshës. Ndërsa shumë njerëz zgjedhin të jetojnë një jetë vegane për arsye etike, vetë dieta mund t'ju ndihmojë të arrini qëllimet tuaja për humbje peshe. Nëse jeni duke luftuar për të hequr kilogramët, mund të mendoni të provoni një dietë me bazë bimore. Si saktësisht? Si vegan, ju do të zvogëloni numrin e ushqimeve me kalori të lartë siç janë produktet e qumështit me yndyrë të plotë, peshku i yndyrshëm, mishi i derrit dhe ushqime të tjera që përmbajnë kolesterol si vezët. Provoni të zëvendësoni ushqime të tilla me alternativa të pasura me fibra dhe proteina që do t'ju mbajnë më të ngopur më gjatë. Gjëja kryesore është të përqendroheni në ushqimet e pasura me lëndë ushqyese, të pastra dhe natyrale dhe të shmangni kaloritë boshe si sheqeri, yndyrat e ngopura dhe ushqimet shumë të përpunuara. Këtu janë disa truke që më ndihmojnë të mbaj peshën time në dietën vegane për vite me rradhë. Unë ha perime si pjatë kryesore; Unë konsumoj yndyrna të mira në mënyrë të moderuar – një yndyrë e mirë si vaji i ullirit nuk të shëndosh; Ushtroj rregullisht dhe gatuaj në shtëpi. Kënaquni! Nëse jeni duke luftuar për të hequr kilogramët, mund të mendoni të provoni një dietë me bazë bimore. Si saktësisht? Si vegan, ju do të zvogëloni numrin e ushqimeve me kalori të lartë siç janë produktet e qumështit me yndyrë të plotë, peshku i yndyrshëm, mishi i derrit dhe ushqime të tjera që përmbajnë kolesterol si vezët. Provoni të zëvendësoni ushqime të tilla me alternativa të pasura me fibra dhe proteina që do t'ju mbajnë më të ngopur më gjatë. Gjëja kryesore është të përqendroheni në ushqimet e pasura me lëndë ushqyese, të pastra dhe natyrale dhe të shmangni kaloritë boshe si sheqeri, yndyrat e ngopura dhe ushqimet shumë të përpunuara. Këtu janë disa truke që më ndihmojnë të mbaj peshën time në dietën vegane për vite me rradhë. Unë ha perime si pjatë kryesore; Unë konsumoj yndyrna të mira në mënyrë të moderuar – një yndyrë e mirë si vaji i ullirit nuk të shëndosh; Ushtroj rregullisht dhe gatuaj në shtëpi. Kënaquni! Nëse jeni duke luftuar për të hequr kilogramët, mund të mendoni të provoni një dietë me bazë bimore. Si saktësisht? Si vegan, ju do të zvogëloni numrin e ushqimeve me kalori të lartë siç janë produktet e qumështit me yndyrë të plotë, peshku i yndyrshëm, mishi i derrit dhe ushqime të tjera që përmbajnë kolesterol si vezët. Provoni të zëvendësoni ushqime të tilla me alternativa të pasura me fibra dhe proteina që do t'ju mbajnë më të ngopur më gjatë. Gjëja kryesore është të përqendroheni në ushqimet e pasura me lëndë ushqyese, të pastra dhe natyrale dhe të shmangni kaloritë boshe si sheqeri, yndyrat e ngopura dhe ushqimet shumë të përpunuara. Këtu janë disa truke që më ndihmojnë të mbaj peshën time në dietën vegane për vite me rradhë. Unë ha perime si pjatë kryesore; Unë konsumoj yndyrna të mira në mënyrë të moderuar – një yndyrë e mirë si vaji i ullirit nuk të shëndosh; Ushtroj rregullisht dhe gatuaj në shtëpi.

Kënaquni! Si saktësisht? Si vegan, ju do të zvogëloni numrin e ushqimeve me kalori të lartë siç janë produktet e qumështit me yndyrë të plotë, peshku i yndyrshëm, mishi i derrit dhe ushqime të tjera që përmbajnë kolesterol si vezët. Provoni të zëvendësoni ushqime të tilla me alternativa të pasura me fibra dhe proteina që do t'ju mbajnë më të ngopur më gjatë. Gjëja kryesore është të përqendroheni në ushqimet e pasura me lëndë ushqyese, të pastra dhe natyrale dhe të shmangni kaloritë boshe si sheqeri, yndyrat e ngopura dhe ushqimet shumë të përpunuara. Këtu janë disa truke që më ndihmojnë të mbaj peshën time në dietën vegane për vite me rradhë. Unë ha perime si pjatë kryesore; Unë konsumoj yndyrna të mira në mënyrë të moderuar – një yndyrë e mirë si vaji i ullirit nuk të shëndosh; Ushtroj rregullisht dhe gatuaj në shtëpi. Kënaquni! Si saktësisht? Si vegan, ju do të zvogëloni numrin e ushqimeve me kalori të lartë siç janë produktet e qumështit me yndyrë të plotë, peshku i yndyrshëm, mishi i derrit dhe ushqime të tjera që përmbajnë kolesterol si vezët. Provoni të zëvendësoni ushqime të tilla me alternativa të pasura me fibra dhe proteina që do t'ju mbajnë më të ngopur më gjatë. Gjëja kryesore është të përqendroheni në ushqimet e pasura me lëndë ushqyese, të pastra dhe natyrale dhe të shmangni kaloritë boshe si sheqeri, yndyrat e ngopura dhe ushqimet shumë të përpunuara. Këtu janë disa truke që më ndihmojnë të mbaj peshën time në dietën vegane për vite me rradhë. Unë ha perime si pjatë kryesore; Unë konsumoj yndyrna të mira në mënyrë të moderuar – një yndyrë e mirë si vaji i ullirit nuk të shëndosh; Ushtroj rregullisht dhe gatuaj në shtëpi. Kënaquni! Provoni të zëvendësoni ushqime të tilla me alternativa të pasura me fibra dhe proteina që do t'ju mbajnë më të ngopur më gjatë. Gjëja kryesore është të përqendroheni në ushqimet e pasura me lëndë ushqyese, të pastra dhe natyrale dhe të shmangni kaloritë boshe si sheqeri, yndyrat e ngopura dhe ushqimet shumë të përpunuara. Këtu janë disa truke që më ndihmojnë të mbaj peshën time në dietën vegane për vite me rradhë. Unë ha perime si pjatë kryesore; Unë konsumoj yndyrna të mira në mënyrë të moderuar – një yndyrë e mirë si vaji i ullirit nuk të shëndosh; Ushtroj rregullisht dhe gatuaj në shtëpi. Kënaquni! Provoni të zëvendësoni ushqime të tilla me alternativa të pasura me fibra dhe proteina që do t'ju mbajnë më të ngopur më gjatë. Gjëja kryesore është të përqendroheni në ushqimet e pasura me lëndë ushqyese, të pastra dhe natyrale dhe të shmangni kaloritë boshe si sheqeri, yndyrat e ngopura dhe ushqimet shumë të përpunuara. Këtu janë disa truke që më ndihmojnë të mbaj peshën time në dietën vegane për vite me rradhë. Unë ha perime si pjatë kryesore; Unë konsumoj yndyrna të mira në mënyrë të moderuar – një yndyrë e mirë si vaji i ullirit nuk të shëndosh; Ushtroj rregullisht dhe gatuaj në shtëpi. Kënaquni! Unë konsumoj yndyrna të mira në mënyrë të moderuar – një yndyrë e mirë si vaji i ullirit nuk të shëndosh; Ushtroj rregullisht dhe gatuaj në shtëpi. Kënaquni! Unë konsumoj yndyrna të mira në mënyrë të moderuar – një yndyrë e mirë si vaji i ullirit nuk të shëndosh; Ushtroj rregullisht dhe gatuaj në shtëpi. Kënaquni!

BISHTALEVE

Rajma Dal tradicionale indiane

(Gati për rreth 20 minuta | Serbimet 4)

Për porcion : Kalori: 269; Yndyrë: 15.2 g; Karbohidratet: 22.9 g; Proteina: 7.2 g

Përbërësit

3 lugë vaj susami

1 lugë çaji xhenxhefil, i grirë

1 lugë çaji fara qimnoni

1 lugë çaji fara koriandër

1 qepë e madhe, e grirë

1 kërcell selino, i grirë

1 lugë çaji hudhër, e grirë

1 filxhan salcë domate

1 lugë çaji garam masala

1/2 lugë çaji pluhur kerri

1 shkop i vogël kanelle

1 djegës i gjelbër i prerë dhe i grirë

2 gota fasule të kuqe të konservuara, të kulluara

2 gota supë perimesh

Kripë Kosher dhe piper i zi i bluar, për shije

Drejtimet

Në një tenxhere, ngrohni vajin e susamit mbi nxehtësinë mesatare-të lartë; tani, kaurdisni xhenxhefilin, farat e qimnonit dhe farat e korianderit derisa të marrin aromë ose rreth 30 sekonda ose më shumë.

Shtoni qepën dhe selinon dhe vazhdoni t'i kaurdisni edhe për 3 minuta derisa të jenë zbutur.

Shtoni hudhrën dhe vazhdoni të skuqeni për 1 minutë më shumë.

Përziejini përbërësit e mbetur në tenxhere dhe vendoseni zjarrin të ziejë. Vazhdoni të gatuani për 10 deri në 12 minuta ose derisa të gatuhet plotësisht. Shërbejeni të ngrohtë dhe shijoni!

Sallatë me fasule të kuqe

(Gati për rreth 1 orë + kohë ftohjeje | Serbe 6)

Për porcion : Kalori: 443; Yndyrë: 19,2 g; Karbohidratet: 52.2 g; Proteina: 18.1 g

Përbërësit

3/4 kile fasule të kuqe, të njomur gjatë natës

2 speca zile, të grira

1 karotë e prerë dhe e grirë

3 ons kokrra misri të ngrira ose të konservuara, të kulluara

3 lugë qepë të grumbulluara, të copëtuara

2 thelpinj hudhre, te grira

1 spec i kuq djegës, i prerë në feta

1/2 filxhan vaj ulliri ekstra të virgjër

2 lugë gjelle uthull molle

2 lugë gjelle lëng limoni të freskët

Kripë deti dhe piper i zi i bluar, për shije

2 lugë gjelle cilantro të freskët, të copëtuar

2 lugë majdanoz të freskët, të grirë

2 lugë borzilok të freskët, të grirë

Drejtimet

Mbuloni fasulet e njomura me ujë të freskët të ftohtë dhe lërini të ziejnë. Lëreni të ziejë për rreth 10 minuta. Kthejeni nxehtësinë në zjarr dhe vazhdoni të gatuani për 50 deri në 55 minuta ose derisa të zbutet.

Lërini fasulet tuaja të ftohen plotësisht dhe më pas transferojini në një tas sallate.

Shtoni përbërësit e mbetur dhe përzieni të bashkohen mirë. Ju bëftë mirë!

Merak me fasule dhe perime Anasazi

(Gati për rreth 1 orë | Serbe 3)

Për porcion : Kalori: 444; Yndyrë: 15,8 g; Karbohidratet: 58.2 g; Proteina: 20.2 g

Përbërësit

1 filxhan fasule Anasazi, të njomura gjatë natës dhe të kulluara

3 gota supë perimesh të pjekura

1 dafina

1 degë trumzë, e prerë

1 degë rozmarine, e prerë

3 lugë vaj ulliri

1 qepë e madhe, e grirë

2 bishta selino, të grira

2 karota, të grira

2 speca zile, të prera dhe të grira

1 spec djegës jeshil, i prerë me fara dhe i grirë

2 thelpinj hudhre, te grira

Kripë deti dhe piper i zi i bluar, për shije

1 lugë çaji piper kajen

1 lugë çaji paprika

Drejtimet

Në një tenxhere vendosim fasulet Anasazi dhe lëngun e mishit të ziejnë. Pasi të vlojë, vendoseni zjarrin në zjarr të ngadaltë. Shtoni në dafinën e dafinës, trumzën dhe rozmarinën; lëreni të gatuhet për rreth 50 minuta ose derisa të zbutet.

Ndërkohë, në një tenxhere me fund të rëndë, ngrohni vajin e ullirit në nxehtësi mesatare në të lartë. Tani kaurdisni qepën, selinon, karotat dhe specat për rreth 4 minuta derisa të zbuten.

Shtoni hudhrën dhe vazhdoni të skuqeni për 30 sekonda më shumë ose derisa të jetë aromatike.

Masën e kaurdisur ia shtoni fasuleve të ziera. I rregullojmë me kripë, piper të zi, piper kajen dhe paprika.

Vazhdoni të zieni, duke e përzier periodikisht, për 10 minuta më shumë ose derisa gjithçka të jetë gatuar. Ju bëftë mirë!

Shakshuka e lehtë dhe e përzemërt

(Gati për rreth 50 minuta | Porcione 4)

Për porcion : Kalori: 324; Yndyrë: 11.2 g; Karbohidratet: 42.2 g; Proteina: 15.8 g

Përbërësit

2 luge vaj ulliri

1 qepë, e grirë

2 speca zile, të grira

1 spec poblano, i grirë

2 thelpinj hudhre, te grira

2 domate të bëra pure

Kripë deti dhe piper i zi, për shije

1 lugë çaji borzilok të thatë

1 lugë çaji thekon piper të kuq

1 lugë çaji paprika

2 gjethe dafine

1 filxhan qiqra, të njomura gjatë natës, të shpëlarë dhe të kulluar

3 gota supë perimesh

2 lugë gjelle cilantro të freskët, të copëtuar përafërsisht

Drejtimet

Ngrohni vajin e ullirit në një tenxhere mbi nxehtësinë mesatare. Pasi të nxehet, ziejini qepën, specat dhe hudhrën për rreth 4 minuta, derisa të jenë të buta dhe aromatike.

Shtoni në të domatet e pastruara, kripën e detit, piperin e zi, borzilokun, piperin e kuq, paprikën dhe gjethet e dafinës.

Kthejeni zjarrin në zjarr dhe shtoni në të qiqrat dhe lëngun e perimeve. Gatuani për 45 minuta ose derisa të zbuten.

Shijoni dhe rregulloni erëzat. Hidhni shakshuka tuaj me lugë në enë individuale dhe shërbejeni të zbukuruar me cilantro të freskët. Ju bëftë mirë!

djegës i modës së vjetër

(Gati për rreth 1 orë 30 minuta | Servirje 4)

Për porcion : Kalori: 514; Yndyrë: 16,4 g; Karbohidratet: 72 g; Proteina: 25.8 g

Përbërësit

3/4 kile fasule të kuqe, të njomur gjatë natës

2 luge vaj ulliri

1 qepë, e grirë

2 speca zile, të grira

1 spec djegës i kuq, i grirë

2 brinjë selino, të prera

2 thelpinj hudhre, te grira

2 gjethe dafine

1 lugë çaji qimnon i bluar

1 lugë çaji trumzë, e prerë

1 lugë çaji piper i zi

20 ons domate, të grimcuara

2 gota supë perimesh

1 lugë çaji paprika e tymosur

Kripë deti, për shije

2 lugë gjelle cilantro të freskët, të copëtuar

1 avokado, pa koriza, të qëruara dhe të prera në feta

Drejtimet

Mbuloni fasulet e njomura me ujë të freskët të ftohtë dhe lërini të ziejnë. Lëreni të ziejë për rreth 10 minuta. Kthejeni nxehtësinë në zjarr dhe vazhdoni të gatuani për 50 deri në 55 minuta ose derisa të zbutet.

Në një tenxhere me fund të rëndë, ngrohni vajin e ullirit në nxehtësi mesatare. Pasi të nxehet, kaurdisni qepën, piperin dhe selinon.

Kaurdisni hudhrën, gjethet e dafinës, qimnonin e bluar, trumzën dhe kokrrat e piperit të zi për rreth 1 minutë apo më shumë.

Shtoni në të domatet e prera në kubikë, lëngun e perimeve, paprikën, kripën dhe fasulet e ziera. Lëreni të ziejë, duke e përzier periodikisht, për 25 deri në 30 minuta ose derisa të gatuhet.

Shërbejeni të zbukuruar me cilantro të freskët dhe avokado. Ju bëftë mirë!

Sallatë e lehtë me thjerrëza të kuqe

(Gati për rreth 20 minuta + koha e ftohjes | Serbe 3)

Për porcion : Kalori: 295; Yndyrë: 18,8 g; Karbohidratet: 25.2 g; Proteina: 8.5 g

Përbërësit

1/2 filxhan thjerrëza të kuqe, të njomura gjatë natës dhe të kulluara

1 ½ filxhan ujë

1 degë rozmarinë

1 gjethe dafine

1 filxhan domate rrushi, të përgjysmuara

1 kastravec i prere holle

1 piper zile, i prere holle

1 thelpi hudhër, të grirë

1 qepë, e prerë hollë

2 lugë gjelle lëng limoni të freskët

4 lugë vaj ulliri

Kripë deti dhe piper i zi i bluar, për shije

Drejtimet

Shtoni thjerrëzat e kuqe, ujin, rozmarinën dhe gjethen e dafinës në një tenxhere dhe vendosini të ziejnë në zjarr të fortë. Më pas, kthejeni nxehtësinë në zjarr dhe vazhdoni të gatuani për 20 minuta ose derisa të zbutet.

Vendosni thjerrëzat në një tas sallate dhe lërini të ftohen plotësisht.

Shtoni përbërësit e mbetur dhe përzieni të bashkohen mirë. Shërbejeni në temperaturë ambienti ose të ftohur mirë.

Ju bëftë mirë!

Sallatë me qiqra në stilin mesdhetar

(Gati për rreth 40 minuta + koha e ftohjes | Serbe 4)

Për porcion : Kalori: 468; Yndyrë: 12,5 g; Karbohidratet: 73 g; Proteina: 21.8 g

Përbërësit

2 gota qiqra, të njomura gjatë natës dhe të kulluara

1 kastravec persian, i prerë në feta

1 filxhan domate qershi, të përgjysmuara

1 speca zile të kuqe, të prera dhe të prera në feta

1 piper jeshil, i prerë dhe i prerë në feta

1 lugë çaji mustardë deli

1 lugë çaji fara koriandër

1 lugë çaji piper jalapeno, i grirë

1 lugë gjelle lëng limoni të freskët

1 luge uthull balsamike

1/4 filxhan vaj ulliri ekstra të virgjër

Kripë deti dhe piper i zi i bluar, për shije

2 lugë gjelle cilantro të freskët, të copëtuar

2 lugë gjelle ullinj Kalamata, të prera dhe të prera në feta

Drejtimet

Vendosni qiqrat në një tenxhere; mbulojini qiqrat me ujë për 2 inç. Lëreni të ziejë.

Menjëherë vendoseni zjarrin në zjarr dhe vazhdoni të gatuani për rreth 40 minuta ose derisa të zbutet.

Transferoni qiqrat tuaja në një tas sallatë. Shtoni përbërësit e mbetur dhe përzieni të bashkohen mirë. Ju bëftë mirë!

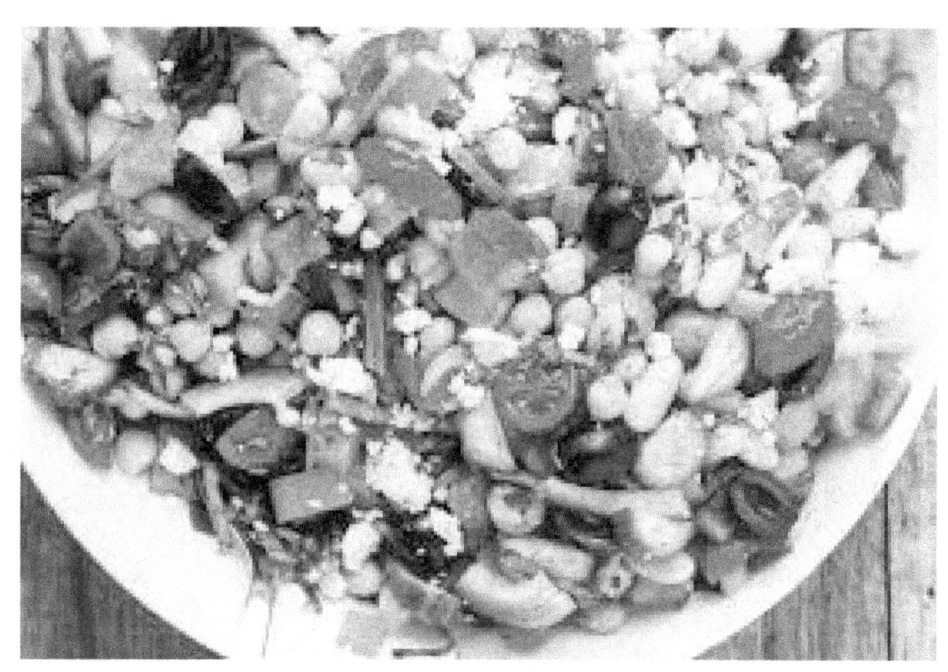

Zierje tradicionale me fasule toskane (Ribollita)

(Gati për rreth 25 minuta | Porcione 5)

Për porcion : Kalori: 388; Yndyrë: 10.3 g; Karbohidratet: 57.3 g; Proteina: 19,5 g

Përbërësit

3 lugë vaj ulliri

1 presh mesatar, i grirë

1 selino me gjethe, të prera

1 kungull i njomë, i prerë në kubikë

1 spec italian i prerë në feta

3 thelpinj hudhre, te shtypura

2 gjethe dafine

Kripë Kosher dhe piper i zi i bluar, për shije

1 lugë çaji piper kajen

1 (28 ons) kanaçe domate, të grimcuara

2 gota supë perimesh

2 kanaçe (15 ons) Fasule të mëdha veriore, të kulluara

2 filxhanë lacinato lakër, të grira në copa

1 filxhan crostini

Drejtimet

Në një tenxhere me fund të rëndë, ngrohni vajin e ullirit në nxehtësi mesatare. Pasi të nxehet, kaurdisni preshin, selinon, kungull i njomë dhe piperin për rreth 4 minuta.

Kaurdisni hudhrën dhe gjethet e dafinës për rreth 1 minutë ose më shumë.

Shtoni erëzat, domatet, lëngun e mishit dhe fasulet e konservuara. Lëreni të ziejë, duke e përzier herë pas here, për rreth 15 minuta ose derisa të gatuhet.

Shtoni lakër jeshile Lacinato dhe vazhdoni zierjen, duke e përzier herë pas here, për 4 minuta.

Shërbejeni të zbukuruar me crostini. Ju bëftë mirë!

Thjerrëza Beluga dhe Mélange me perime

(Gati për rreth 25 minuta | Porcione 5)

Për porcion : Kalori: 382; Yndyrë: 9,3 g; Karbohidratet: 59 g; Proteina: 17.2 g

Përbërësit

3 lugë vaj ulliri

1 qepë, e grirë

2 speca zile, të prera dhe të grira

1 karotë, e prerë dhe e prerë

1 majdanoz i prerë dhe i prerë

1 lugë çaji xhenxhefil, i grirë

2 thelpinj hudhre, te grira

Kripë deti dhe piper i zi i bluar, për shije

1 kungull i njomë i madh, i prerë në kubikë

1 filxhan salcë domate

1 filxhan lëng perimesh

1 ½ filxhan thjerrëza beluga, të njomura gjatë natës dhe të kulluara

2 gota chard zvicerane

Drejtimet

Në një furrë holandeze, ngrohni vajin e ullirit derisa të skuqet. Tani kaurdisni qepën, specin zile, karotën dhe majdanozin, derisa të jenë zbutur.

Shtoni xhenxhefilin dhe hudhrën dhe vazhdoni kaurdisjen edhe 30 sekonda.

Tani, shtoni kripë, piper të zi, kungull i njomë, salcën e domates, lëngun e perimeve dhe thjerrëzat; lëreni të ziejë për rreth 20 minuta derisa gjithçka të jetë gatuar plotësisht.

Shto në chard zvicerane; mbulojeni dhe lëreni të ziejë edhe për 5 minuta. Ju bëftë mirë!

Kupa meksikane me tako me qiqra

(Gati për rreth 15 minuta | Serbimet 4)

Për porcion : Kalori: 409; Yndyrë: 13,5 g; Karbohidratet: 61.3 g; Proteina: 13.8 g

Përbërësit

2 lugë vaj susami

1 qepë e kuqe, e grirë

1 piper habanero, i grire

2 thelpinj hudhre, te shtypura

2 speca zile, të prera dhe të prera në kubikë

Kripë deti dhe piper i zi i bluar

1/2 lugë çaji rigon meksikan

1 lugë çaji qimnon i bluar

2 domate të pjekura, të bëra pure

1 lugë çaji sheqer kaf

16 okë qiqra të konservuara, të kulluara

4 tortilla (8 inç) me miell

2 lugë gjelle koriandër të freskët, të prerë përafërsisht

Drejtimet

Në një tigan të madh, ngrohni vajin e susamit në një zjarr mesatarisht të lartë. Më pas kaurdisni qepët për 2 deri në 3 minuta ose derisa të zbuten.

Shtoni specat dhe hudhrat dhe vazhdoni t'i skuqni për 1 minutë ose derisa të ketë aromë.

Shtoni erëzat, domatet dhe sheqerin kaf dhe lërini të ziejnë. Lëreni menjëherë zjarrin të ziejë, shtoni qiqrat e konservuara dhe lëreni të ziejnë për 8 minuta më shumë ose derisa të nxehet.

Thithini tortillat tuaja dhe rregullojini me përzierjen e përgatitur me qiqra.

Mbushni me koriandër të freskët dhe shërbejeni menjëherë. Ju bëftë mirë!

Indian Dal Makhani

(Gati për rreth 20 minuta | Serbimet 6)

Për porcion : Kalori: 329; Yndyrë: 8,5 g; Karbohidratet: 44.1 g; Proteina: 16.8 g

Përbërësit

3 lugë vaj susami

1 qepë e madhe, e grirë

1 spec zile, me fara dhe të prera

2 thelpinj hudhre, te grira

1 lugë gjelle xhenxhefil, i grirë

2 speca djegës të gjelbër, të prera dhe të grira

1 lugë çaji fara qimnoni

1 dafina

1 lugë çaji pluhur shafran i Indisë

1/4 lugë çaji speca të kuq

1/4 e lugës së çajit pipëza e grirë

1/2 lugë çaji garam masala

1 filxhan salcë domate

4 gota supë perimesh

1 ½ filxhan thjerrëza të zeza, të njomura gjatë natës dhe të kulluara

4-5 gjethe kerri, për garniturë h

Drejtimet

Në një tenxhere, ngrohni vajin e susamit mbi nxehtësinë mesatare-të lartë; Tani kaurdisni qepën dhe specin zile për 3 minuta të tjera derisa të jenë zbutur.

Shtoni hudhrën, xhenxhefilin, specin djegës të gjelbër, farat e qimnonit dhe dafinën; vazhdoni të skuqeni duke e përzier shpesh për 1 minutë ose derisa të ketë aromë.

Përziejini përbërësit e mbetur, përveç gjetheve të kerit. Tani, kthejeni nxehtësinë në një zjarr të ngadaltë. Vazhdoni të gatuani për 15 minuta më shumë ose derisa të gatuhet plotësisht.

Dekorojeni me gjethe kerri dhe shërbejeni të nxehtë!

Tas me fasule në stilin meksikan

(Gati për rreth 1 orë + kohë ftohjeje | Serbe 6)

Për porcion : Kalori: 465; Yndyrë: 17,9 g; Karbohidratet: 60.4 g; Proteina: 20.2 g

Përbërësit

1 kile fasule të kuqe, të njomura gjatë natës dhe të kulluara

1 filxhan kokrra misri te konservuar, te kulluara

2 speca zile të pjekura, të prera në feta

1 spec djegës, i grirë hollë

1 filxhan domate qershi, të përgjysmuara

1 qepë e kuqe, e grirë

1/4 filxhan cilantro e freskët, e copëtuar

1/4 filxhan majdanoz të freskët, të grirë

1 lugë çaji rigon meksikan

1/4 filxhan uthull vere të kuqe

2 lugë gjelle lëng limoni të freskët

1/3 filxhan vaj ulliri ekstra të virgjër

Kripë deti dhe e zezë e bluar, për shije

1 avokado, e qëruar, e prerë dhe e prerë në feta

Drejtimet

Mbuloni fasulet e njomura me ujë të freskët të ftohtë dhe lërini të ziejnë. Lëreni të ziejë për rreth 10 minuta. Kthejeni nxehtësinë në zjarr dhe vazhdoni të gatuani për 50 deri në 55 minuta ose derisa të zbutet.

Lërini fasulet tuaja të ftohen plotësisht dhe më pas transferojini në një tas sallate.

Shtoni përbërësit e mbetur dhe përzieni të bashkohen mirë. Shërbejeni në temperaturë ambienti.

Ju bëftë mirë!

Minestrone klasike italiane

(Gati për rreth 30 minuta | Porcione 5)

Për porcion : Kalori: 305; Yndyrë: 8,6 g; Karbohidratet: 45.1 g; Proteina: 14.2 g

Përbërësit

2 luge vaj ulliri

1 qepë e madhe, e prerë në kubikë

2 karota, të prera në feta

4 thelpinj hudhre, te grira

1 filxhan makarona me bërryl

5 gota supë perimesh

1 (15 ons) kanaçe fasule të bardha, të kulluara

1 kungull i njomë i madh, i prerë në kubikë

1 (28 ons) kanaçe domate, të grimcuara

1 lugë gjelle gjethe rigon të freskët, të copëtuara

1 lugë gjelle gjethe borziloku të freskët, të prera

1 lugë majdanoz i freskët italian, i grirë

Drejtimet

Në një furrë holandeze, ngrohni vajin e ullirit derisa të skuqet. Tani kaurdisni qepën dhe karotat derisa të jenë zbutur.

Shtoni hudhrën, makaronat e paziera dhe lëngun e mishit; lëreni të ziejë për rreth 15 minuta.

Përziejini fasulet, kungull i njomë, domatet dhe barishtet. Vazhdoni të gatuani, të mbuluar, për rreth 10 minuta derisa gjithçka të jetë gatuar plotësisht.

Zbukuroni me disa barishte shtesë, nëse dëshironi. Ju bëftë mirë!

Zierje me thjerrëza jeshile me zarzavate

(Gati për rreth 30 minuta | Porcione 5)

Për porcion : Kalori: 415; Yndyrë: 6,6 g; Karbohidratet: 71 g; Proteina: 18.4 g

Përbërësit

2 luge vaj ulliri

1 qepë, e grirë

2 patate të ëmbla, të qëruara dhe të prera në kubikë

1 spec zile, i grirë

2 karota, të grira

1 majdanoz, i grirë

1 selino, e prerë

2 thelpinj hudhra

1 ½ filxhan thjerrëza jeshile

1 lugë gjelle përzierje barishte italiane

1 filxhan salcë domate

5 gota supë perimesh

1 filxhan misër të ngrirë

1 filxhan zarzavate, të grira në copa

Drejtimet

Në një furrë holandeze, ngrohni vajin e ullirit derisa të skuqet. Tani kaurdisni qepën, patatet e ëmbla, piperin, karotat, majdanozin dhe selinon derisa të jenë zbutur.

Shtoni hudhrën dhe vazhdoni të skuqni edhe 30 sekonda.

Tani, shtoni thjerrëzat jeshile, përzierjen e barishteve italiane, salcën e domates dhe lëngun e perimeve; lëreni të ziejë për rreth 20 minuta derisa gjithçka të jetë gatuar plotësisht.

Shtoni misër të ngrirë dhe zarzavate; mbulojeni dhe lëreni të ziejë edhe për 5 minuta. Ju bëftë mirë!

Përzierje perimesh në kopshtin e qiqrave

(Gati për rreth 30 minuta | Serbimet 4)

Për porcion : Kalori: 369; Yndyrë: 18,1 g; Karbohidratet: 43.5 g; Proteina: 13.2 g

Përbërësit

2 luge vaj ulliri

1 qepë e grirë hollë

1 spec zile, i grirë

1 llambë kopër, e prerë

3 thelpinj hudhre, te grira

2 domate të pjekura, të bëra pure

2 lugë majdanoz të freskët, të grirë përafërsisht

2 lugë gjelle borzilok të freskët, të prerë përafërsisht

2 lugë gjelle koriandër të freskët, të prerë përafërsisht

2 gota supë perimesh

14 okë qiqra të konservuara, të kulluara

Kripë Kosher dhe piper i zi i bluar, për shije

1/2 lugë çaji piper kajen

1 lugë çaji paprika

1 avokado, e qëruar dhe e prerë në feta

Drejtimet

Në një tenxhere me fund të rëndë, ngrohni vajin e ullirit në nxehtësi mesatare. Sapo të nxehet, kaurdisni qepën, piperin dhe llambën e koprës për rreth 4 minuta.

Kaurdisni hudhrën për rreth 1 minutë ose derisa të jetë aromatike.

Shtoni në të domatet, barishtet e freskëta, lëngun e mishit, qiqrat, kripën, piperin e zi, piperin e kuq dhe paprikën. Lëreni të ziejë, duke e përzier herë pas here, për rreth 20 minuta ose derisa të gatuhet.

Shijoni dhe rregulloni erëzat. Shërbejeni të zbukuruar me fetat e avokados së freskët. Ju bëftë mirë!

Salcë e nxehtë e fasules

(Gati për rreth 30 minuta | Porcione 10)

Për porcion : Kalori: 175; Yndyrë: 4,7 g; Karbohidratet: 24,9 g; Proteina: 8.8 g

Përbërësit

2 kanaçe (15 ons) Fasule të mëdha veriore, të kulluara

2 luge vaj ulliri

2 lugë salcë Sriracha

2 lugë maja ushqyese

4 ons krem djathi vegan

1/2 lugë çaji paprika

1/2 lugë çaji piper kajen

1/2 lugë çaji qimnon i bluar

Kripë deti dhe piper i zi i bluar, për shije

4 ons patate të skuqura tortilla

Drejtimet

Filloni duke e ngrohur paraprakisht furrën tuaj në 360 gradë F.

Pulsoni të gjithë përbërësit, përveç patatinave tortilla, në procesorin tuaj të ushqimit derisa të arrihet konsistenca e dëshiruar.

Piqni zhytjen tuaj në furrën e parangrohur për rreth 25 minuta ose derisa të nxehet.

Shërbejeni me patate të skuqura tortilla dhe shijojeni!

Sallatë me soje në stilin kinez

(Gati për rreth 10 minuta | Porcione 4)

Për porcion : Kalori: 265; Yndyrë: 13,7 g; Karbohidratet: 21 g; Proteina: 18 g

Përbërësit

1 (15 ons) kanaçe soje, të kulluar

1 filxhan rukola

1 filxhan baby spinaq

1 filxhan lakër jeshile, të grirë

1 qepë, e prerë hollë

1/2 lugë çaji hudhër, e grirë

1 lugë çaji xhenxhefil, i grirë

1/2 lugë çaji mustardë deli

2 lugë salcë soje

1 lugë gjelle uthull orizi

1 lugë gjelle lëng limoni

2 lugë tahini

1 lugë çaji shurup agave

Drejtimet

Në një tas sallate vendosni kokrrat e sojës, rukolën, spinaqin, lakrën dhe qepën; hidhni për të kombinuar.

Në një enë të vogël përzierëse, rrihni përbërësit e mbetur për salcë.

Vishni sallatën tuaj dhe shërbejeni menjëherë. Ju bëftë mirë!

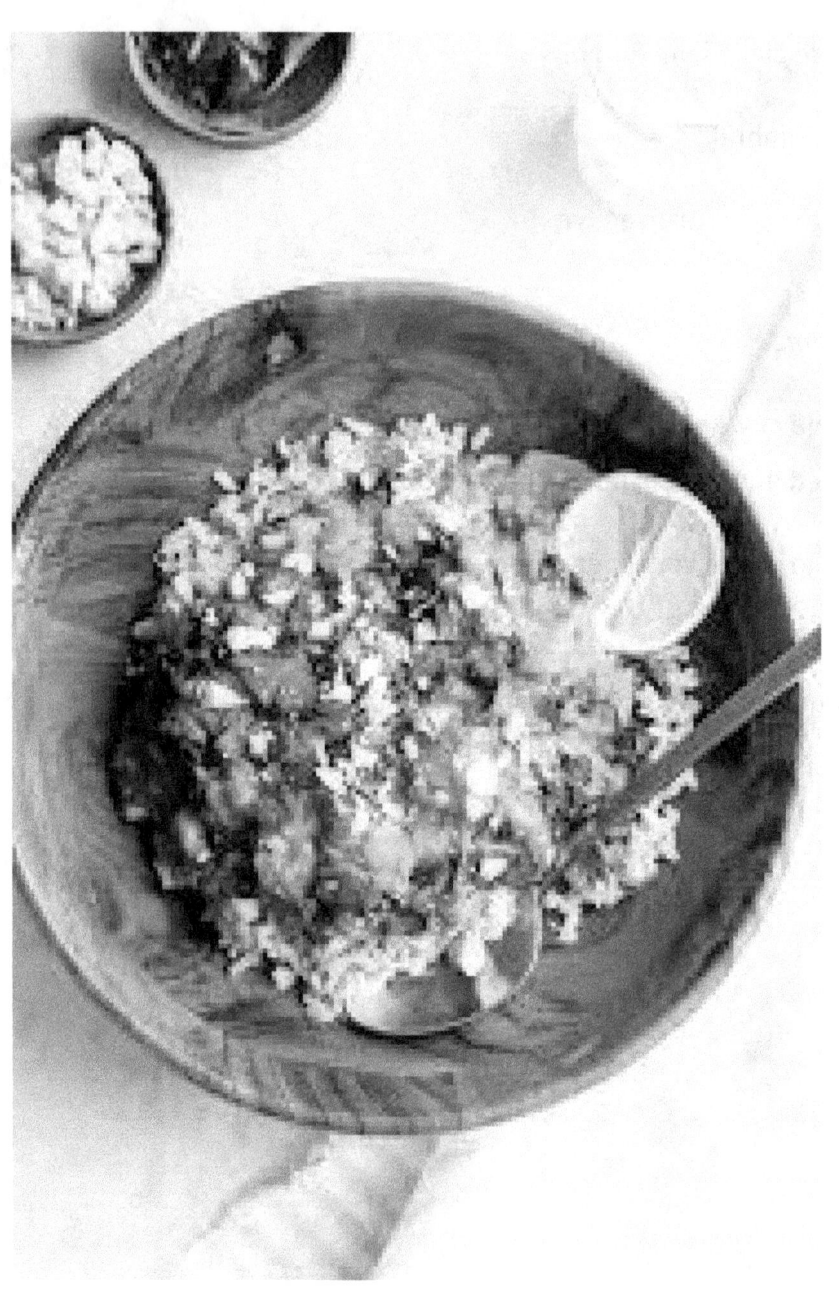

Zierje me thjerrëza dhe perime të modës së vjetër

(Gati për rreth 25 minuta | Porcione 5)

Për porcion : Kalori: 475; Yndyrë: 17.3 g; Karbohidratet: 61.4 g; Proteina: 23.7 g

Përbërësit

3 lugë vaj ulliri

1 qepë e madhe, e grirë

1 karotë, e prerë

1 spec zile, i prerë në kubikë

1 piper habanero, i grirë

3 thelpinj hudhre, te grira

Kripë Kosher dhe piper i zi, për shije

1 lugë çaji qimnon i bluar

1 lugë çaji paprika e tymosur

1 (28 ons) kanaçe domate, të grimcuara

2 lugë ketchup domate

4 gota supë perimesh

3/4 kile thjerrëza të kuqe të thata, të njomura gjatë natës dhe të kulluara

1 avokado, e prerë në feta

Drejtimet

Në një tenxhere me fund të rëndë, ngrohni vajin e ullirit në nxehtësi mesatare. Pasi të nxehet, kaurdisni qepën, karrotën dhe specat për rreth 4 minuta.

Kaurdisni hudhrën për rreth 1 minutë ose më shumë.

Shtoni erëzat, domatet, ketchup, lëngun e mishit dhe thjerrëzat e konservuara. Lëreni të ziejë, duke e përzier herë pas here, për rreth 20 minuta ose derisa të gatuhet.

Shërbejeni të zbukuruar me fetat e avokados. Ju bëftë mirë!

Indian Chana Masala

(Gati për rreth 15 minuta | Serbimet 4)

Për porcion : Kalori: 305; Yndyrë: 17.1 g; Karbohidratet: 30.1 g; Proteina: 9.4 g

Përbërësit

1 filxhan domate, pure

1 spec djegës Kashmiri, i grirë

1 qepe e madhe, e prerë

1 lugë çaji xhenxhefil të freskët, të qëruar dhe të grirë

4 lugë vaj ulliri

2 thelpinj hudhre, te grira

1 lugë çaji fara koriandër

1 lugë çaji garam masala

1/2 lugë çaji pluhur shafran i Indisë

Kripë deti dhe piper i zi i bluar, për shije

1/2 filxhan supë perimesh

16 ons qiqra të konservuara

1 lugë gjelle lëng limoni të freskët

Drejtimet

Në blenderin ose përpunuesin tuaj të ushqimit, përzieni domatet, specin djegës të Kashmirit, qepën dhe xhenxhefilin në një pastë.

Në një tenxhere ngrohim vajin e ullirit në zjarr mesatar. Pasi të nxehet, gatuajeni pastën e përgatitur dhe hudhrën për rreth 2 minuta.

Shtoni erëzat e mbetura, lëngun e mishit dhe qiqrat. Kthejeni nxehtësinë në zjarr të ngadaltë. Vazhdoni të zieni për 8 minuta më shumë ose derisa të gatuhet.

Hiqeni nga zjarri. Hidhni lëng të freskët gëlqereje sipër çdo shërbimi. Ju bëftë mirë!

Pateja me fasule të kuqe

(Gati për rreth 10 minuta | Serbimet 8)

Për porcion : Kalori: 135; Yndyrë: 12,1 g; Karbohidratet: 4.4 g; Proteina: 1.6 g

Përbërësit

2 luge vaj ulliri

1 qepë, e grirë

1 spec zile, i grirë

2 thelpinj hudhre, te grira

2 gota fasule të kuqe, të ziera dhe të kulluara

1/4 filxhan vaj ulliri

1 lugë çaji mustardë e bluar me gurë

2 lugë majdanoz të freskët, të grirë

2 lugë borzilok të freskët, të grirë

Kripë deti dhe piper i zi i bluar, për shije

Drejtimet

Në një tenxhere, ngrohni vajin e ullirit mbi nxehtësinë mesatare në të lartë. Tani, gatuajeni qepën, piperin dhe hudhrën derisa të zbuten ose rreth 3 minuta.

Shtoni përzierjen e skuqur në blenderin tuaj; shtoni përbërësit e mbetur. Bëjini pure përbërësit në blenderin ose procesorin tuaj të ushqimit derisa të jenë të lëmuara dhe kremoze.

Ju bëftë mirë!

Tas me thjerrëza kafe

(Gati për rreth 20 minuta + kohë ftohjeje | Servirje 4)

Për porcion : Kalori: 452; Yndyrë: 16,6 g; Karbohidratet: 61.7 g; Proteina: 16.4 g

Përbërësit

1 filxhan thjerrëza kafe, të njomura gjatë natës dhe të kulluara

3 gota ujë

2 gota oriz kaf, të zier

1 kungull i njomë, i prerë në kubikë

1 qepë e kuqe, e grirë

1 lugë çaji hudhër, e grirë

1 kastravec i prerë në feta

1 spec zile, i prerë në feta

4 lugë vaj ulliri

1 lugë gjelle uthull orizi

2 lugë gjelle lëng limoni

2 lugë salcë soje

1/2 lugë çaji rigon të tharë

1/2 lugë çaji qimnon i bluar

Kripë deti dhe piper i zi i bluar, për shije

2 gota rukola

2 gota marule Romaine, të grira në copa

Drejtimet

Shtoni thjerrëzat kafe dhe ujin në një tenxhere dhe lërini të ziejnë në zjarr të fortë. Më pas, kthejeni nxehtësinë në zjarr dhe vazhdoni të gatuani për 20 minuta ose derisa të zbutet.

Vendosni thjerrëzat në një tas sallate dhe lërini të ftohen plotësisht.

Shtoni përbërësit e mbetur dhe përzieni të bashkohen mirë. Shërbejeni në temperaturë ambienti ose të ftohur mirë. Ju bëftë mirë!

Supë e nxehtë dhe pikante me fasule Anasazi

(Gati për rreth 1 orë 10 minuta | Serbe 5)

Për porcion : Kalori: 352; Yndyrë: 8,5 g; Karbohidratet: 50.1 g; Proteina: 19.7 g

Përbërësit

2 gota fasule Anasazi, të njomura gjatë natës, të kulluara dhe të shpëlarë

8 gota ujë

2 gjethe dafine

3 lugë vaj ulliri

2 qepë mesatare, të grira

2 speca zile, të grira

1 piper habanero, i grirë

3 thelpinj hudhra, të shtypura ose të grira

Kripë deti dhe piper i zi i bluar, për shije

Drejtimet

Në një tenxhere supe vendosim fasulet Anasazi dhe ujin të ziejnë. Pasi të vlojë, vendoseni zjarrin në zjarr të ngadaltë. Shtoni gjethet e dafinës dhe lëreni të gatuhen për rreth 1 orë ose derisa të zbuten.

Ndërkohë, në një tenxhere me fund të rëndë, ngrohni vajin e ullirit në nxehtësi mesatare në të lartë. Tani kaurdisni qepën, specat dhe hudhrën për rreth 4 minuta derisa të zbuten.

Masën e kaurdisur ia shtoni fasuleve të ziera. I rregullojmë me kripë dhe piper të zi.

Vazhdoni të zieni, duke e përzier periodikisht, për 10 minuta më shumë ose derisa gjithçka të jetë gatuar. Ju bëftë mirë!

Sallatë me bizele me sy të zi (Ñebbe)

(Gati për rreth 1 orë | Serbe 5)

Për porcion : Kalori: 471; Yndyrë: 17,5 g; Karbohidratet: 61.5 g; Proteina: 20.6 g

Përbërësit

2 gota bizele të thata syzeze, të njomura gjatë natës dhe të kulluara

2 lugë gjelle gjethe borziloku, të prera

2 lugë gjelle gjethe majdanozi, të grira

1 qepe, e prerë

1 kastravec i prerë në feta

2 speca zile, të prera dhe të prera në kubikë

1 spec djegës me koponë skoceze, me fara dhe të grirë hollë

1 filxhan domate qershi, të prera në katër pjesë

Kripë deti dhe piper i zi i bluar, për shije

2 lugë gjelle lëng limoni të freskët

1 lugë gjelle uthull molle

1/4 filxhan vaj ulliri ekstra të virgjër

1 avokado, e qëruar, e prerë dhe e prerë në feta

Drejtimet

Mbuloni bizelet me sy të zinj me ujë për 2 inç dhe lërini të ziejnë lehtë. Lëreni të ziejë për rreth 15 minuta.

Më pas, vendoseni zjarrin në zjarr për rreth 45 minuta. Lëreni të ftohet plotësisht.

Vendosni bizelet me sy të zinj në një tas sallatë. Shtoni në të borzilokun, majdanozin, qepën, kastravecin, specat zile, domatet qershi, kripën dhe piperin e zi.

Në një tas përzieni lëngun e limonit, uthullën dhe vajin e ullirit.

Viseni sallatën, zbukurojeni me avokado të freskët dhe shërbejeni menjëherë. Ju bëftë mirë!

Çili i famshëm i mamit

(Gati për rreth 1 orë 30 minuta | Serbe 5)

Për porcion : Kalori: 455; Yndyrë: 10,5 g; Karbohidratet: 68.6 g; Proteina: 24.7 g

Përbërësit

1 kile fasule të kuqe të zeza, të njomura gjatë natës dhe të kulluara

3 lugë vaj ulliri

1 qepë e kuqe e madhe, e prerë në kubikë

2 speca zile, të prera në kubikë

1 spec poblano, i grirë

1 karotë e madhe, e prerë dhe e prerë në kubikë

2 thelpinj hudhre, te grira

2 gjethe dafine

1 lugë çaji me kokrra piper të përzier

Kripë Kosher dhe piper i kuq, për shije

1 lugë gjelle paprika

2 domate të pjekura, të bëra pure

2 lugë ketchup domate

3 gota supë perimesh

Drejtimet

Mbuloni fasulet e njomura me ujë të freskët të ftohtë dhe lërini të ziejnë. Lëreni të ziejë për rreth 10 minuta. Kthejeni nxehtësinë në zjarr dhe vazhdoni të gatuani për 50 deri në 55 minuta ose derisa të zbutet.

Në një tenxhere me fund të rëndë, ngrohni vajin e ullirit në nxehtësi mesatare. Pasi të nxehet kaurdisim qepën, specat dhe karotën.

Kaurdisni hudhrën për rreth 30 sekonda ose derisa të jetë aromatike.

Shtoni përbërësit e mbetur së bashku me fasulet e ziera. Lëreni të ziejë, duke e përzier periodikisht, për 25 deri në 30 minuta ose derisa të gatuhet.

Hidhni gjethet e dafinës, hidhini në enë individuale dhe shërbejini të nxehta!

Sallatë me qiqra të pjekura me arra pishe

(Gati për rreth 10 minuta | Porcione 4)

Për porcion : Kalori: 386; Yndyrë: 22,5 g; Karbohidratet: 37.2 g; Proteina: 12.9 g

Përbërësit

16 okë qiqra të konservuara, të kulluara

1 lugë çaji hudhër, e grirë

1 qepe, e prerë

1 filxhan domate qershi, të përgjysmuara

1 spec zile, i prerë dhe i prerë në feta

1/4 filxhan borzilok të freskët, të copëtuar

1/4 filxhan majdanoz të freskët, të grirë

1/2 filxhan majonezë vegan

1 lugë gjelle lëng limoni

1 lugë çaji kaperi, të kulluar

Kripë deti dhe piper i zi i bluar, për shije

2 ons arra pishe

Drejtimet

Vendosni qiqrat, perimet dhe barishtet në një tas sallatë.

Shtoni majonezën, lëngun e limonit, kaperin, kripën dhe piperin e zi. Përziejini për t'u bashkuar.

Spërkateni me arra pishe dhe shërbejeni menjëherë. Ju bëftë mirë!

Tas Buda me fasule të zezë

(Gati për rreth 1 orë | Servirje 4)

Për porcion : Kalori: 365; Yndyrë: 14,1 g; Karbohidratet: 45.6 g; Proteina: 15.5 g

Përbërësit

1/2 kile fasule të zeza, të njomura gjatë natës dhe të kulluara

2 gota oriz kaf, të zier

1 qepë e mesme, e prerë në feta hollë

1 filxhan piper zile, i prerë dhe i prerë në feta

1 piper jalapeno, i prerë dhe i prerë në feta

2 thelpinj hudhre, te grira

1 filxhan rukola

1 filxhan baby spinaq

1 lugë çaji lëvore lime

1 lugë gjelle mustardë Dijon

1/4 filxhan uthull vere të kuqe

1/4 filxhan vaj ulliri ekstra të virgjër

2 lugë shurup agave

Kripë deti e grirë dhe piper i zi i bluar, për shije

1/4 filxhan majdanoz të freskët italian, të prerë përafërsisht

Drejtimet

Mbuloni fasulet e njomura me ujë të freskët të ftohtë dhe lërini të ziejnë. Lëreni të ziejë për rreth 10 minuta. Kthejeni nxehtësinë në zjarr dhe vazhdoni të gatuani për 50 deri në 55 minuta ose derisa të zbutet.

Për t'i shërbyer, ndajini fasulet dhe orizin midis tasave për servirje; sipër me perimet.

Në një enë të vogël përzierje, bashkoni plotësisht lëvoren e limonit, mustardën, uthullën, vajin e ullirit, shurupin e agave, kripën dhe piperin. Hidhni vinegrette mbi sallatë.

Dekoroni me majdanoz të freskët italian. Ju bëftë mirë!

Zierje me qiqra të Lindjes së Mesme

(Gati për rreth 20 minuta | Serbimet 4)

Për porcion : Kalori: 305; Yndyrë: 11.2 g; Karbohidratet: 38.6 g; Proteina: 12.7 g

Përbërësit

1 qepë, e grirë

1 spec djegës, i grirë

2 thelpinj hudhre, te prera

1 lugë çaji fara mustarde

1 lugë çaji fara koriandër

1 gjethe dafine

1/2 filxhan pure domate

2 luge vaj ulliri

1 selino me gjethe, të prera

2 karota mesatare, të prera dhe të prera

2 gota supë perimesh

1 lugë çaji qimnon i bluar

1 shkop kanelle me permasa te vogla

16 okë qiqra të konservuara, të kulluara

2 filxhanë chard zvicerane, të grira në copa

Drejtimet

Në blenderin ose përpunuesin tuaj të ushqimit, përzieni qepën, specin djegës, hudhrën, farat e mustardës, farat e korianderit, gjethet e dafinës dhe purenë e domates në një pastë.

Në një tenxhere ngrohni vajin e ullirit derisa të ziejë. Tani, ziejini selinon dhe karotat për rreth 3 minuta ose derisa të jenë zbutur. Shtoni në të pastën dhe vazhdoni të gatuani edhe për 2 minuta të tjera.

Më pas, shtoni lëngun e perimeve, qimnonin, kanellën dhe qiqrat; silleni në një valë të butë.

Kthejeni zjarrin të ziejë dhe lëreni të ziejë për 6 minuta; palosni chard zvicerane dhe vazhdoni të gatuani për 4 deri në 5 minuta më shumë ose derisa gjethet të zbehen. Shërbejeni të nxehtë dhe shijoni!

Dip me thjerrëza dhe domate

(Gati për rreth 10 minuta | Serbimet 8)

Për porcion : Kalori: 144; Yndyrë: 4,5 g; Karbohidratet: 20.2 g; Proteina: 8.1 g

Përbërësit

16 okë thjerrëza, të ziera dhe të kulluara

4 lugë gjelle domate të thara, të prera

1 filxhan pastë domate

4 lugë tahini

1 lugë çaji mustardë e bluar me gurë

1 lugë çaji qimnon i bluar

1/4 lugë çaji gjethe dafine të bluar

1 lugë çaji thekon piper të kuq

Kripë deti dhe piper i zi i bluar, për shije

Drejtimet

Blitini të gjithë përbërësit në blenderin ose në procesorin e ushqimit derisa të arrihet konsistenca e dëshiruar.

Vendoseni në frigorifer derisa të jeni gati për t'u shërbyer.

Shërbejeni me copa pite të thekura ose shkopinj perimesh. Kënaquni!

Sallatë me bizele të gjelbra me krem

(Gati për rreth 10 minuta + kohë ftohjeje | Serbe 6)

Për porcion : Kalori: 154; Yndyrë: 6,7 g; Karbohidratet: 17.3 g; Proteina: 6.9 g

Përbërësit

2 (14,5 ons) kanaçe bizele jeshile, të kulluara

1/2 filxhan majonezë vegan

1 lugë çaji mustardë Dijon

2 lugë qepë, të grira

2 turshi, të grira

1/2 filxhan kërpudha të marinuara, të grira dhe të kulluara

1/2 lugë çaji hudhër, e grirë

Kripë deti dhe piper i zi i bluar, për shije

Drejtimet

Vendosni të gjithë përbërësit në një tas sallate. Përziejini lehtë për t'u kombinuar.

Vendoseni sallatën në frigorifer derisa të jetë gati për ta shërbyer.

Ju bëftë mirë!

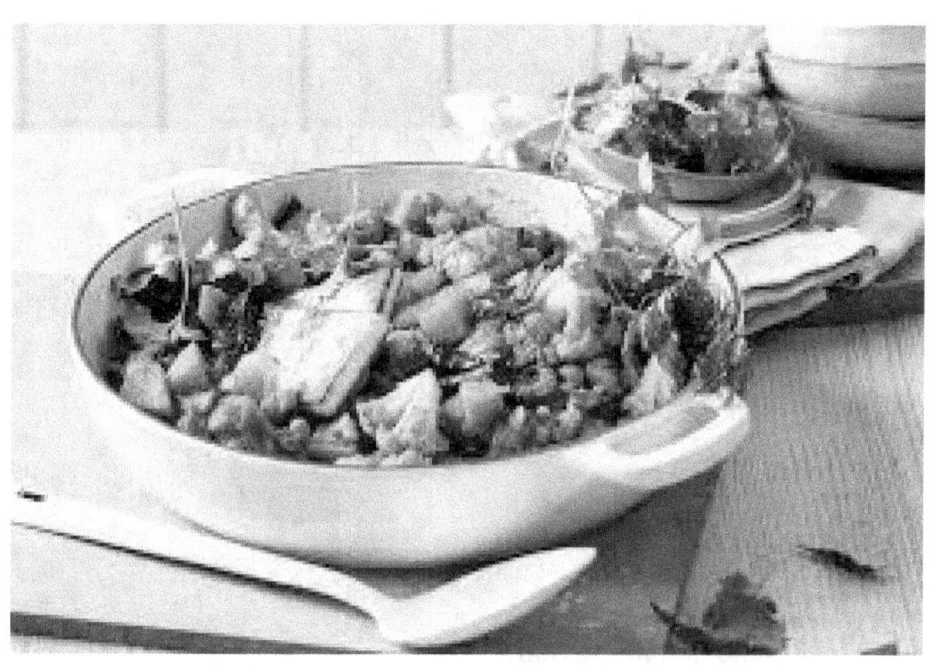

Za'atar Hummus i Lindjes së Mesme

(Gati për rreth 10 minuta | Serbimet 8)

Për porcion : Kalori: 140; Yndyrë: 8,5 g; Karbohidratet: 12.4 g; Proteina: 4.6 g

Përbërësit

10 okë qiqra, të ziera dhe të kulluara

1/4 filxhan tahini

2 lugë vaj ulliri ekstra të virgjër

2 lugë gjelle domate të thara, të prera

1 limon i saposhtrydhur

2 thelpinj hudhre, te grira

Kripë Kosher dhe piper i zi i bluar, për shije

1/2 lugë çaji paprika e tymosur

1 lugë çaji Za'atar

Drejtimet

Blitni të gjithë përbërësit në procesorin tuaj të ushqimit derisa të bëhen kremoze dhe uniforme.

Vendoseni në frigorifer derisa të jeni gati për t'u shërbyer.

Ju bëftë mirë!

Sallatë me thjerrëza me arra pishe

(Gati për rreth 20 minuta + koha e ftohjes | Serbe 3)

Për porcion : Kalori: 332; Yndyrë: 19,7 g; Karbohidratet: 28.2 g; Proteina: 12.2 g

Përbërësit

1/2 filxhan thjerrëza kafe

1 ½ filxhan supë perimesh

1 karotë e prerë në shkrepse

1 qepë e vogël, e grirë

1 kastravec i prerë në feta

2 thelpinj hudhre, te grira

3 lugë vaj ulliri ekstra të virgjër

1 lugë gjelle uthull vere të kuqe

2 lugë gjelle lëng limoni

2 lugë borzilok, të grirë

2 lugë majdanoz, të grirë

2 lugë qiqra, të grira

Kripë deti dhe piper i zi i bluar, për shije

2 lugë arra pishe, të prera përafërsisht

Drejtimet

Shtoni thjerrëzat kafe dhe lëngun e perimeve në një tenxhere dhe lërini të ziejnë në zjarr të lartë. Më pas, kthejeni nxehtësinë në zjarr dhe vazhdoni të gatuani për 20 minuta ose derisa të zbutet.

Vendosni thjerrëzat në një tas sallate.

Shtoni në të perimet dhe hidhini të bashkohen mirë. Në një tas përziejmë vajin, uthullën, lëngun e limonit, borzilokun, majdanozin, qiqrat, kripën dhe piperin e zi.

Vishni sallatën tuaj, zbukurojeni me arra pishe dhe shërbejeni në temperaturën e dhomës. Ju bëftë mirë!

Sallatë e nxehtë me fasule Anasazi

(Gati për rreth 1 orë | Serbe 5)

Për porcion : Kalori: 482; Yndyrë: 23,1 g; Karbohidratet: 54.2 g; Proteina: 17.2 g

Përbërësit

2 gota fasule Anasazi, të njomura gjatë natës, të kulluara dhe të shpëlarë

6 gota ujë

1 spec poblano, i grirë

1 qepë, e grirë

1 filxhan domate qershi, të përgjysmuara

2 gota zarzavate të përziera, ton në copa

Veshja:

1 lugë çaji hudhër, e grirë

1/2 filxhan vaj ulliri ekstra të virgjër

1 lugë gjelle lëng limoni

2 lugë gjelle uthull vere të kuqe

1 lugë gjelle mustardë e bluar me gurë

1 lugë gjelle salcë soje

1/2 lugë çaji rigon të tharë

1/2 lugë çaji borzilok të tharë

Kripë deti dhe piper i zi i bluar, për shije e

Drejtimet

Në një tenxhere vendosim fasulet Anasazi dhe ujin të ziejnë. Pasi të vlojë, vendoseni zjarrin në zjarr dhe lëreni të ziejë për rreth 1 orë ose derisa të zbutet.

Kulloni fasulet e gatuara dhe vendosini në një tas sallate; shtoni përbërësit e tjerë të sallatës.

Më pas, në një tas të vogël përzierjeje, rrihni të gjithë përbërësit e salcës derisa të përzihen mirë. Vishni sallatën tuaj dhe hidheni për ta kombinuar. Shërbejeni në temperaturë ambienti dhe shijojeni!

Zierje tradicionale Mnazaleh

(Gati për rreth 25 minuta | Serbimet 4)

Për porcion : Kalori: 439; Yndyrë: 24 g; Karbohidratet: 44.9 g; Proteina: 13.5 g

Përbërësit

4 lugë vaj ulliri

1 qepë, e grirë

1 patëllxhan me madhësi të madhe, të qëruar dhe të prerë në kubikë

1 filxhan karota, të prera

2 thelpinj hudhre, te grira

2 domate me përmasa të mëdha, të bëra pure

1 lugë çaji erëza Baharat

2 gota supë perimesh

14 okë qiqra të konservuara, të kulluara

Kripë Kosher dhe piper i zi i bluar, për shije

1 avokado me madhësi të mesme, të papastër, të qëruar dhe të prerë në feta

Drejtimet

Në një tenxhere me fund të rëndë, ngrohni vajin e ullirit në nxehtësi mesatare. Pasi të nxehet, kaurdisni qepën, patëllxhanin dhe karotat për rreth 4 minuta.

Kaurdisni hudhrën për rreth 1 minutë ose derisa të jetë aromatike.

Shtoni në të domatet, erëzat Baharat, lëngun e mishit dhe qiqrat e konservuara. Lëreni të ziejë, duke e përzier herë pas here, për rreth 20 minuta ose derisa të gatuhet.

I rregullojmë me kripë dhe piper. Shërbejeni të zbukuruar me feta avokado të freskët. Ju bëftë mirë!

Përhapja me thjerrëza të kuqe me piper

(Gati për rreth 25 minuta | Serbimet 9)

Për porcion : Kalori: 193; Yndyrë: 8,5 g; Karbohidratet: 22.3 g; Proteina: 8.5 g

Përbërësit

1 ½ filxhan thjerrëza të kuqe, të njomura gjatë natës dhe të kulluara

4 e gjysmë gote ujë

1 degë rozmarinë

2 gjethe dafine

2 speca të pjekura, të prera dhe të prera në kubikë

1 qepe, e prerë

2 thelpinj hudhre, te grira

1/4 filxhan vaj ulliri

2 lugë tahini

Kripë deti dhe piper i zi i bluar, për shije

Drejtimet

Shtoni thjerrëzat e kuqe, ujin, rozmarinën dhe gjethet e dafinës në një tenxhere dhe vendosini të ziejnë në zjarr të fortë. Më pas, kthejeni nxehtësinë në zjarr dhe vazhdoni të gatuani për 20 minuta ose derisa të zbutet.

Vendosni thjerrëzat në një procesor ushqimi.

Shtoni përbërësit e mbetur dhe përpunoni derisa gjithçka të përfshihet mirë.

Ju bëftë mirë!

Bizele bore me erëza të skuqura në Wok

(Gati për rreth 10 minuta | Porcione 4)

Për porcion : Kalori: 196; Yndyrë: 8,7 g; Karbohidratet: 23 g; Proteina: 7.3 g

Përbërësit

2 lugë vaj susami

1 qepë, e grirë

1 karotë, e prerë dhe e prerë

1 lugë çaji pastë xhenxhefil-hudhër

1 kile bizele bore

Piper Szechuan, për shije

1 lugë çaji salcë Sriracha

2 lugë salcë soje

1 lugë gjelle uthull orizi

Drejtimet

Ngrohni vajin e susamit në një wok derisa të skuqet. Tani, skuqni qepën dhe karotën për 2 minuta ose derisa të zbuten.

Shtoni në të pastën xhenxhefil-hudhër dhe vazhdoni të gatuani edhe për 30 sekonda.

Shtoni bizelet e borës dhe skuqini në zjarr të lartë për rreth 3 minuta derisa të karbonizohen lehtë.

Më pas, përzieni piperin, Sriracha, salcën e sojës dhe uthullën e orizit dhe skuqeni për 1 minutë më shumë. Shërbejeni menjëherë dhe shijoni!

djegës i shpejtë i përditshëm

(Gati për rreth 35 minuta | Porcione 5)

Për porcion : Kalori: 345; Yndyrë: 8,7 g; Karbohidratet: 54,5 g; Proteina: 15.2 g

Përbërësit

2 luge vaj ulliri

1 qepë e madhe, e grirë

1 selino me gjethe, të prera dhe të prera në kubikë

1 karotë e prerë dhe e prerë në kubikë

1 patate e ëmbël, e qëruar dhe e prerë në kubikë

3 thelpinj hudhre, te grira

1 piper jalapeno, i grire

1 lugë çaji piper kajen

1 lugë çaji fara koriandër

1 lugë çaji fara kopër

1 lugë çaji paprika

2 gota domate të ziera, të grimcuara

2 lugë ketchup domate

2 lugë çaji granula buillon vegan

1 gotë ujë

1 filxhan krem supë me qepë

2 kile fasule pinto te konservuara, te kulluara

1 gëlqere, e prerë në feta

Drejtimet

Në një tenxhere me fund të rëndë, ngrohni vajin e ullirit në nxehtësi mesatare. Pasi të nxehet, kaurdisni qepën, selinon, karotën dhe pataten e ëmbël për rreth 4 minuta.

Kaurdisni hudhrën dhe piperin jalapeno për rreth 1 minutë ose më shumë.

Shtoni në të erëzat, domatet, ketchup-in, kokrrat e bujonit vegan, ujin, kremin e supës me qepë dhe fasulet e konservuara. Lëreni të ziejë, duke e përzier herë pas here, për rreth 30 minuta ose derisa të gatuhet.

Shërbejeni të zbukuruar me fetat e limonit. Ju bëftë mirë!

Sallatë me bizele me sy të zi

(Gati për rreth 1 orë | Serbe 5)

Për porcion : Kalori: 325; Yndyrë: 8,6 g; Karbohidratet: 48.2 g; Proteina: 17.2 g

Përbërësit

1 ½ filxhan bizele me sy të zinj, të njomura gjatë natës dhe të kulluara

4 kërcell qepash, të prera në feta

1 karotë, e grirë

1 filxhan lakër jeshile, të grirë

2 speca zile, të prera dhe të grira

2 domate mesatare, të prera në kubikë

1 lugë gjelle domate të thara, të prera

1 lugë çaji hudhër, e grirë

1/2 filxhan majonezë vegan

1 lugë gjelle lëng limoni

1/4 filxhan uthull vere të bardhë

Kripë deti dhe piper i zi i bluar, për shije

Drejtimet

Mbuloni bizelet me sy të zinj me ujë për 2 inç dhe lërini të ziejnë lehtë. Lëreni të ziejë për rreth 15 minuta.

Më pas, vendoseni zjarrin në zjarr për rreth 45 minuta. Lëreni të ftohet plotësisht.

Vendosni bizelet me sy të zinj në një tas sallatë. Shtoni përbërësit e mbetur dhe përziejini që të bashkohen mirë. Ju bëftë mirë!

Avokado të mbushura me qiqra

(Gati për rreth 10 minuta | Porcione 4)

Për porcion : Kalori: 205; Yndyrë: 15.2 g; Karbohidratet: 16.8 g; Proteina: 4.1 g

Përbërësit

2 avokado, të papastërta dhe të prera në gjysmë

1/2 limon, i saposhtrydhur

4 lugë qepë, të grira

1 thelpi hudhër, e grirë

1 domate mesatare, e prerë

1 spec zile, me fara dhe të prera

1 spec djegës të kuq, të prerë dhe të grirë

2 ons qiqra, të ziera ose të ziera, të kulluara

Kripë Kosher dhe piper i zi i bluar, për shije

Drejtimet

Vendosni avokadon tuaj në një pjatë servirjeje. Hidhni lëngun e limonit mbi çdo avokado.

Në një tas, përzieni butësisht përbërësit e mbetur për mbushjen derisa të përfshihen mirë.

Mbushni avokadon me masën e përgatitur dhe shërbejeni menjëherë. Ju bëftë mirë!

Supë me fasule të zezë

(Gati për rreth 1 orë 50 minuta | Servirje 4)

Për porcion : Kalori: 505; Yndyrë: 11,6 g; Karbohidratet: 80.3 g; Proteina: 23.2 g

Përbërësit

2 gota fasule të zeza, të njomura gjatë natës dhe të kulluara

1 degëz trumze

2 lugë vaj kokosi

2 qepë, të grira

1 brinjë selino, e prerë

1 karotë e qëruar dhe e prerë

1 spec italian i prerë dhe i grirë

1 spec djegës, i prerë dhe i prerë

4 thelpinj hudhre, te shtypura ose te grira

Kripë deti dhe piper i zi i sapo bluar, sipas shijes

1/2 lugë çaji qimnon i bluar

1/4 lugë çaji gjethe dafine të bluar

1/4 e lugës së çajit pipëza e grirë

1/2 lugë çaji borzilok të tharë

4 gota supë perimesh

1/4 filxhan cilantro e freskët, e copëtuar

2 ons patate të skuqura tortilla

Drejtimet

Në një tenxhere supe, vendosni fasulet dhe 6 gota ujë të ziejnë. Pasi të vlojë, vendoseni zjarrin në zjarr të ngadaltë. Shtoni në të degëzën e trumzës dhe lëreni të gatuhet për rreth 1 orë 30 minuta ose derisa të zbutet.

Ndërkohë, në një tenxhere me fund të rëndë, ngrohni vajin në nxehtësi mesatare në të lartë. Tani kaurdisni qepën, selinon, karrotën dhe specat për rreth 4 minuta derisa të zbuten.

Më pas, kaurdisni hudhrën për rreth 1 minutë ose derisa të ketë aromë.

Masën e kaurdisur ia shtoni fasuleve të ziera. Më pas, shtoni kripë, piper të zi, qimnon, dafinën e bluar, specin e bluar, borzilokun e tharë dhe lëngun e perimeve.

Vazhdoni të zieni, duke e përzier periodikisht, për 15 minuta më shumë ose derisa gjithçka të jetë gatuar.

Zbukuroni me cilantro të freskët dhe patate të skuqura tortilla. Ju bëftë mirë!

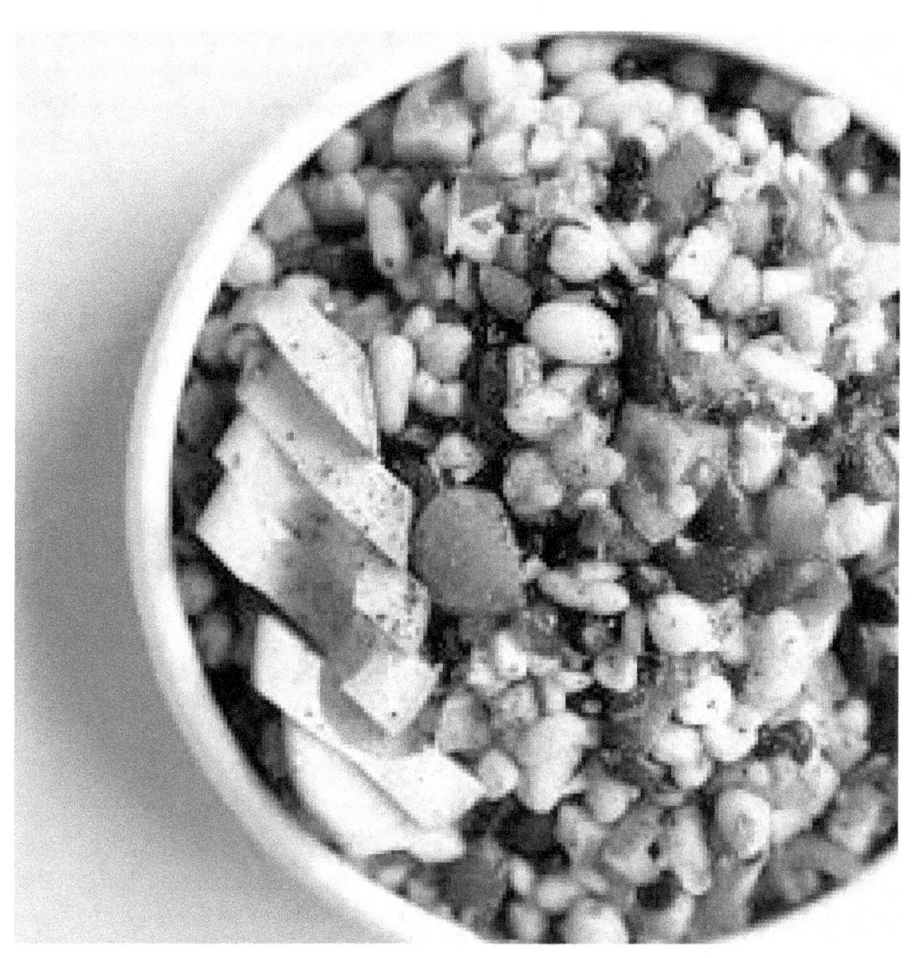

Sallatë me thjerrëza Beluga me barishte

(Gati për rreth 20 minuta + kohë ftohjeje | Servirje 4)

Për porcion : Kalori: 364; Yndyra: 17 g; Karbohidratet: 40.2 g; Proteina: 13.3 g

Përbërësit

1 filxhan thjerrëza të kuqe

3 gota ujë

1 filxhan domate rrushi, të përgjysmuara

1 spec jeshil, i prerë dhe i prerë në kubikë

1 spec i kuq zile, i prerë dhe i prerë në kubikë

1 spec djegës të kuq, të prerë dhe të prerë në kubikë

1 kastravec i prerë në feta

4 lugë qepe, të prera

2 lugë majdanoz të freskët, të grirë përafërsisht

2 lugë gjelle cilantro të freskët, të copëtuar përafërsisht

2 lugë qiqra të freskëta, të prera përafërsisht

2 lugë gjelle borzilok të freskët, të prerë përafërsisht

1/4 filxhan vaj ulliri

1/2 lugë çaji fara qimnoni

1/2 lugë çaji xhenxhefil, i grirë

1/2 lugë çaji hudhër, e grirë

1 lugë çaji shurup agave

2 lugë gjelle lëng limoni të freskët

1 lugë çaji lëvore limoni

Kripë deti dhe piper i zi i bluar, për shije

2 ons ullinj të zinj, të papastër dhe të përgjysmuar

Drejtimet

Shtoni thjerrëzat kafe dhe ujin në një tenxhere dhe lërini të ziejnë në zjarr të fortë. Më pas, kthejeni nxehtësinë në zjarr dhe vazhdoni të gatuani për 20 minuta ose derisa të zbutet.

Vendosni thjerrëzat në një tas sallate.

Shtoni në të perimet dhe barishtet dhe hidhini të kombinohen mirë. Në një tas përziejmë vajin, farat e qimnonit, xhenxhefilin, hudhrën, shurupin e agave, lëngun e limonit, lëkurën e limonit, kripën dhe piperin e zi.

Vishni sallatën tuaj, zbukurojeni me ullinj dhe shërbejeni në temperaturën e dhomës. Ju bëftë mirë!

Sallatë me fasule italiane

(Gati për rreth 1 orë + kohë ftohjeje | Porcione 4)

Për porcion : Kalori: 495; Yndyrë: 21,1 g; Karbohidratet: 58.4 g; Proteina: 22.1 g

Përbërësit

3/4 kile fasule cannellini, të njomura gjatë natës dhe të kulluara

2 gota lulelakër lulesh

1 qepë e kuqe, e prerë hollë

1 lugë çaji hudhër, e grirë

1/2 lugë çaji xhenxhefil, i grirë

1 piper jalapeno, i grire

1 filxhan domate rrushi, të prera në katër pjesë

1/3 filxhan vaj ulliri ekstra të virgjër

1 lugë gjelle lëng limoni

1 lugë çaji mustardë Dijon

1/4 filxhan uthull të bardhë

2 thelpinj hudhra, të shtypura

1 lugë çaji përzierje barishte italiane

Kripë kosher dhe piper i zi i bluar, sipas shijes

2 ons ullinj jeshil, të papastër dhe të prerë në feta

Drejtimet

Mbuloni fasulet e njomura me ujë të freskët të ftohtë dhe lërini të ziejnë. Lëreni të ziejë për rreth 10 minuta. Kthejeni zjarrin në zjarr dhe vazhdoni të gatuani për 60 minuta ose derisa të zbutet.

Ndërkohë, ziejini lulelakrat për rreth 6 minuta ose derisa të zbuten.

Lërini fasulet dhe lulelakrën tuaj të ftohen plotësisht; më pas, transferojini në një tas sallate.

Shtoni përbërësit e mbetur dhe përzieni të bashkohen mirë. Shijoni dhe rregulloni erëzat.

Ju bëftë mirë!

Domate të mbushura me fasule të bardha

(Gati për rreth 10 minuta | Porcione 3)

Për porcion : Kalori: 245; Yndyrë: 14,9 g; Karbohidratet: 24.4 g; Proteina: 5.1 g

Përbërësit

3 domate mesatare, prisni një fetë të hollë nga sipër dhe hiqni tulin

1 karotë, e grirë në rende

1 qepë e kuqe, e grirë

1 thelpi hudhër, të qëruar

1/2 lugë çaji borzilok të tharë

1/2 lugë çaji rigon të tharë

1 lugë çaji rozmarinë e tharë

3 lugë vaj ulliri

3 ons fasule të bardha të konservuara, të kulluara

3 ons kokrra misri të ëmbël, të shkrirë

1/2 filxhan patate të skuqura tortilla, të grimcuara

Drejtimet

Vendosni domatet tuaja në një pjatë servirjeje.

Në një tas, përzieni përbërësit e mbetur për mbushjen derisa gjithçka të bashkohet mirë.

Mbushni avokadon dhe shërbejeni menjëherë. Ju bëftë mirë!

Supë dimërore me bizele me sy të zi

(Gati për rreth 1 orë 5 minuta | Servirje 5)

Për porcion : Kalori: 147; Yndyra: 6 g; Karbohidratet: 13,5 g; Proteina: 7.5 g

Përbërësit

2 luge vaj ulliri

1 qepë, e grirë

1 karotë, e prerë

1 majdanoz, i grirë

1 filxhan llamba kopër, të copëtuara

2 thelpinj hudhre, te grira

2 gota bizele të thata me sy të zinj, të njomura gjatë natës

5 gota supë perimesh

Kripë kosher dhe piper i zi i sapo bluar, sipas shijes

Drejtimet

Në një furrë holandeze, ngrohni vajin e ullirit në nxehtësi mesatare-të lartë. Sapo të nxehet, kaurdisni qepën, karrotën, majdanozin dhe koprën për 3 minuta ose derisa të zbuten.

Shtoni hudhrën dhe vazhdoni të skuqeni për 30 sekonda ose derisa të jetë aromatike.

Shtoni në të bizelet, lëngun e perimeve, kripën dhe piperin e zi. Vazhdoni të gatuani, pjesërisht i mbuluar, për 1 orë më shumë ose derisa të gatuhet.

Ju bëftë mirë!

Petë me fasule të kuqe

(Gati për rreth 15 minuta | Serbimet 4)

Për porcion : Kalori: 318; Yndyrë: 15,1 g; Karbohidratet: 36.5 g; Proteina: 10.9 g

Përbërësit

12 ons fasule të kuqe të konservuara ose të ziera, të kulluara

1/3 filxhan tërshërë të modës së vjetër

1/4 filxhan miell për të gjitha përdorimet

1 lugë çaji pluhur pjekjeje

1 qepe e vogël, e prerë

2 thelpinj hudhre, te grira

Kripë deti dhe piper i zi i bluar, për shije

1 lugë çaji paprika

1/2 lugë çaji pluhur djegës

1/2 lugë çaji gjethe dafine të bluar

1/2 lugë çaji qimnon i bluar

1 vezë chia

4 lugë vaj ulliri

Drejtimet

Vendosni fasulet në një tas dhe i shtypni me pirun.

Kombinoni tërësisht fasulet, tërshërën, miellin, pluhurin për pjekje, qepën, hudhrën, kripën, piperin e zi, paprikën, pluhurin djegës, gjethet e dafinës, qimnon dhe vezën chia.

Formoni përzierjen në katër petka.

Më pas, ngrohni vajin e ullirit në një tigan në zjarr mesatarisht të lartë. Skuqini petat për rreth 8 minuta, duke i kthyer një ose dy herë.

Shërbejeni me mbushjet tuaja të preferuara. Ju bëftë mirë!

Burgers me bizele të bëra në shtëpi

(Gati për rreth 15 minuta | Serbimet 4)

Për porcion : Kalori: 467; Yndyrë: 19,1 g; Karbohidratet: 58,5 g; Proteina: 15.8 g

Përbërësit

1 kile bizele jeshile, të ngrira dhe të shkrira

1/2 filxhan miell qiqrash

1/2 filxhan miell të thjeshtë

1/2 filxhan thërrime buke

1 lugë çaji pluhur pjekjeje

2 vezë liri

1 lugë çaji paprika

1/2 lugë çaji borzilok të tharë

1/2 lugë çaji rigon të tharë

Kripë deti dhe piper i zi i bluar, për shije

4 lugë vaj ulliri

4 simite hamburgeri

Drejtimet

Në një tas përziejini mirë bizelet e gjelbra, miellin, thërrimet e bukës, pluhurin për pjekje, vezët e lirit, paprikën, borzilokun, rigonin, kripën dhe piperin e zi.

Formoni përzierjen në katër petka.

Më pas, ngrohni vajin e ullirit në një tigan në zjarr mesatarisht të lartë. Skuqini petat për rreth 8 minuta, duke i kthyer një ose dy herë.

Shërbejeni në simite burger dhe shijojeni!

Zierje me fasule te zeze dhe spinaq

(Gati për rreth 1 orë 35 minuta | Serbimet 4)

Për porcion : Kalori: 459; Yndyrë: 9,1 g; Karbohidratet: 72 g; Proteina: 25.4 g

Përbërësit

2 gota fasule të zeza, të njomura gjatë natës dhe të kulluara

2 luge vaj ulliri

1 qepë, e qëruar, e përgjysmuar

1 piper jalapeno, i prerë në feta

2 speca të prera dhe të prera në feta

1 filxhan kërpudha butona, të prera në feta

2 thelpinj hudhre, te prera

2 gota supë perimesh

1 lugë çaji paprika

Kripë Kosher dhe piper i zi i bluar, për shije

1 gjethe dafine

2 gota spinaq të grirë në copa

Drejtimet

Mbuloni fasulet e njomura me ujë të freskët të ftohtë dhe lërini të ziejnë. Lëreni të ziejë për rreth 10 minuta. Kthejeni nxehtësinë në zjarr dhe vazhdoni të gatuani për 50 deri në 55 minuta ose derisa të zbutet.

Në një tenxhere me fund të rëndë, ngrohni vajin e ullirit në nxehtësi mesatare. Pasi të nxehet, kaurdisni qepën dhe specat për rreth 3 minuta.

Kaurdisni hudhrat dhe kërpudhat për afërsisht 3 minuta ose derisa kërpudhat të lëshojnë lëngun dhe hudhra të jetë aromatik.

Shtoni lëngun e perimeve, paprikën, kripën, piperin e zi, gjethen e dafinës dhe fasulet e ziera. Lëreni të ziejë, duke e përzier periodikisht, për rreth 25 minuta ose derisa të gatuhet.

Më pas shtoni spinaqin dhe lëreni të ziejë i mbuluar për rreth 5 minuta. Ju bëftë mirë!

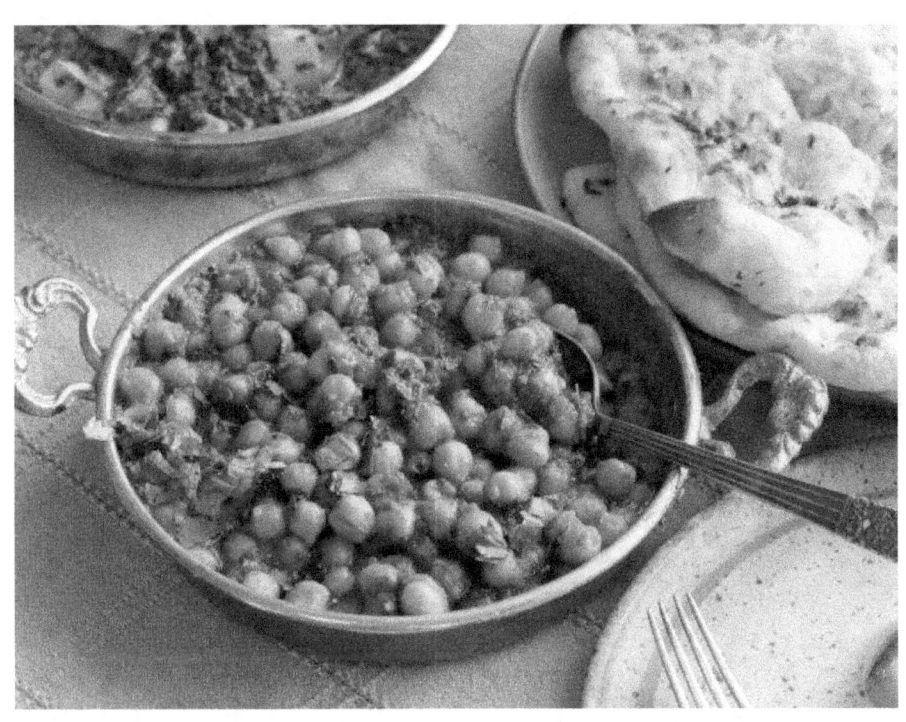

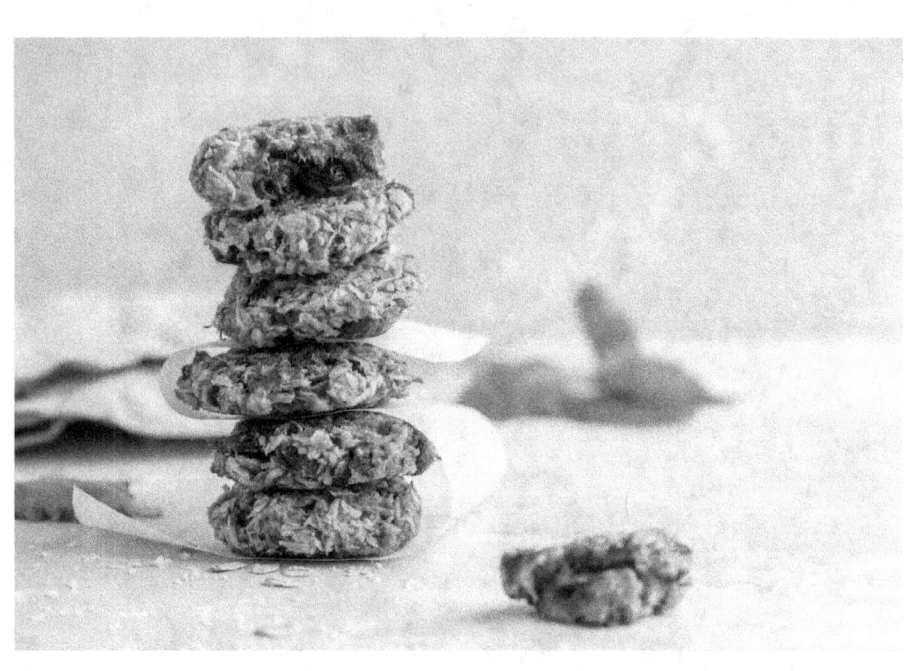

Tabela e Përmbajtjes

hyrje 11

BISHTALEVE 13

14

Rajma Dal tradicionale indiane 14

Sallatë me fasule të kuqe 16

Merak me fasule dhe perime Anasazi 18

Shakshuka e lehtë dhe e përzemërt 20

djegës i modës së vjetër 22

Sallatë e lehtë me thjerrëza të kuqe 24

Sallatë me qiqra në stilin mesdhetar 26

Zierje tradicionale me fasule toskane (Ribollita) 29

Thjerrëza Beluga dhe Mélange me perime 31

Kupa meksikane me tako me qiqra 33

Indian Dal Makhani 35

Tas me fasule në stilin meksikan 37

Minestrone klasike italiane 39

Zierje me thjerrëza jeshile me zarzavate 41

Përzierje perimesh në kopshtin e qiqrave 43

Salcë e nxehtë e fasules 45

Sallatë me soje në stilin kinez 47

Zierje me thjerrëza dhe perime të modës së vjetër 50

Indian Chana Masala 52

Pateja me fasule të kuqe 54

Tas me thjerrëza kafe 56

Supë e nxehtë dhe pikante me fasule Anasazi 58

Sallatë me bizele me sy të zi (Ñebbe) 60

Çili i famshëm i mamit 62

Sallatë me qiqra të pjekura me arra pishe 64

Tas Buda me fasule të zezë 66

Zierje me qiqra të Lindjes së Mesme 68

Dip me thjerrëza dhe domate 70

Sallatë me bizele të gjelbra me krem 72

Za'atar Hummus i Lindjes së Mesme 75

Sallatë me thjerrëza me arra pishe 77

Sallatë e nxehtë me fasule Anasazi 79

Zierje tradicionale Mnazaleh 81

Përhapja me thjerrëza të kuqe me piper 83

Bizele bore me erëza të skuqura në Wok 85

djegës i shpejtë i përditshëm 87

Sallatë me bizele me sy të zi 89

Avokado të mbushura me qiqra 91

Supë me fasule të zezë 93

Sallatë me thjerrëza Beluga me barishte 97

Sallatë me fasule italiane 100

Domate të mbushura me fasule të bardha 102

Supë dimërore me bizele me sy të zi 104

Petë me fasule të kuqe 106

Burgers me bizele të bëra në shtëpi 108

Zierje me fasule te zeze dhe spinaq 110

Prezantimi 121

DESSERTS 123

124

Çokollata shtëpiake me kokos dhe rrush të thatë 124

Fudge i lehtë Moka 126

 Bare bajamesh dhe çokollate 128

Biskota me gjalpë bajame 130

Bare bollgur me gjalpë kikiriku 132

Hallva me vanilje 134

Byrek me mango me çokollatë të papërpunuar 136

Akullore me çokollatë 138

Tortë me qumësht të papërpunuar me mjedër 140

Mini Torte me Limon 142

Bionde me gëzof kokosi me rrush të thatë 145

Sheshe të lehta me çokollatë 147

Bare biskotash me çokollatë dhe rrush të thatë 149

Bare granola me bajame 151

Biskota me gëzof kokosi 153

Tortë me arra të papërpunuara dhe manaferra 155

Topa të ëndrrave me çokollatë 157

Makaronat e minutës së fundit 159

Ratafias të modës së vjetër 161

Puding orizi jasemini me kajsi të thata 163

Bare energjie të përditshme 165

Akullore e papërpunuar kokosi 168

Fudge lajthie me çokollatë 170

Sheshe bollgur me Kastrati 172

Puding Bukë Klasik me Sulltane 174

Halva dekadente lajthie 176

Mini qumështore me portokall 178

Komposto manaferrash me verë të kuqe 180

turk Irmik Helvasi 182

Kufeto tradicionale greke 184

Sallatë frutash të mprehta me salcë limoni 186

Apple Crumble në stilin gjerman 189

Puding me kanellë vanilje 191

Tortë me çokollatë me nenexhik 193

Biskota të modës së vjetër 195

Byrek me krem kokosi 197

Karamele me çokollatë të lehtë 199

Këpucari i mjedrës së mamit 202

Dardha e vjeshtës e freskët 204

Biskota të famshme të kashtës 206

Brownies me çokollatë të dyfishtë 208

Trajtime krokante me tërshërë dhe arra 210

Cheesecake me mjedër të mamit 212

Biskota me xham me çokollatë 214

Puding me bukë karamel 216

Baret më të mira të Granola ndonjëherë 219

Fudge Penuche të modës së vjetër 221

(Gati për rreth 10 minuta + kohë ftohjeje | Serbe 12) 222

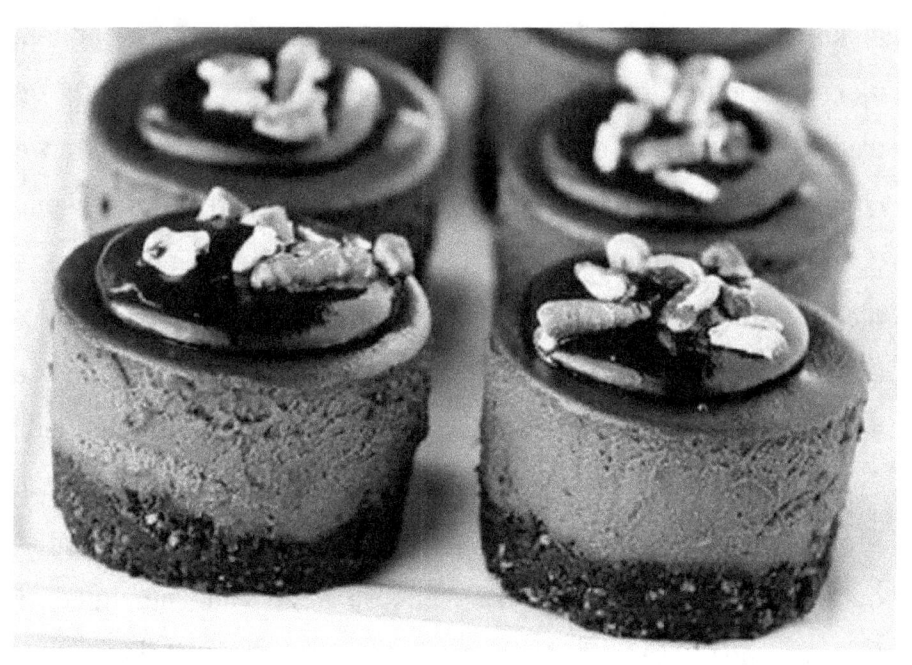

Prezantimi

Vetëm deri vonë, gjithnjë e më shumë njerëz kanë filluar të përqafojnë stilin e jetesës së dietës me bazë bimore. Është e diskutueshme se çfarë saktësisht ka tërhequr dhjetëra miliona njerëz në këtë mënyrë jetese. Megjithatë, ka prova në rritje që tregojnë se ndjekja e një stili jetese diete kryesisht me bazë bimore çon në kontroll më të mirë të peshës dhe shëndet të përgjithshëm, pa shumë sëmundje kronike. Cilat janë përfitimet shëndetësore të një diete me bazë bimore? Siç rezulton, ngrënia me bazë bimore është një nga dietat më të shëndetshme në botë. Dietat e shëndetshme vegane përfshijnë shumë produkte të freskëta, drithëra, bishtajore dhe yndyrna të shëndetshme si farat dhe arrat. Ato janë të pasura me antioksidantë, minerale, vitamina dhe fibra dietike. Hulumtimet aktuale shkencore kanë vënë në dukje se konsumi më i lartë i ushqimeve me bazë bimore shoqërohet me një rrezik më të ulët të vdekshmërisë nga sëmundje të tilla si sëmundjet kardiovaskulare, diabeti i tipit 2, hipertensioni dhe obeziteti. Planet e të ushqyerit vegan shpesh mbështeten shumë në ushqimet kryesore të shëndetshme, duke shmangur produktet shtazore që janë të ngarkuara me antibiotikë, aditivë dhe hormone. Plus, konsumimi i një përqindje më të lartë të aminoacideve thelbësore me proteina shtazore mund të jetë i dëmshëm për shëndetin e njeriut. Meqenëse produktet shtazore përmbajnë 8 më shumë yndyrë sesa ushqimet me bazë bimore, nuk është tronditëse që studimet kanë treguar se ata që hanë mish kanë nëntë herë më shumë se veganët. Kjo na çon në pikën tjetër, një nga përfitimet më të mëdha të dietës vegane – humbja e peshës. Ndërsa shumë njerëz zgjedhin të jetojnë një jetë vegane për arsye etike, vetë dieta mund t'ju ndihmojë të arrini qëllimet tuaja për humbje peshe. Nëse jeni duke luftuar për të hequr kilogramët, mund të mendoni të provoni një dietë me bazë bimore. Si saktësisht? Si vegan, ju do të zvogëloni numrin e ushqimeve me kalori të lartë siç janë produktet e qumështit me yndyrë të plotë, peshku i yndyrshëm, mishi i derrit dhe ushqime të tjera që përmbajnë kolesterol si vezët. Provoni të zëvendësoni ushqime të tilla me alternativa të pasura me fibra dhe proteina që do t'ju mbajnë më të ngopur më gjatë. Gjëja kryesore është të përqendroheni në ushqimet e pasura me lëndë ushqyese, të pastra dhe natyrale dhe të shmangni kaloritë boshe si sheqeri, yndyrat e ngopura dhe ushqimet shumë të përpunuara. Këtu janë disa truke që më ndihmojnë të mbaj peshën time në dietën vegane për vite me rradhë. Unë ha perime si pjatë kryesore; Unë konsumoj yndyrna të mira në mënyrë të moderuar – një yndyrë e mirë si vaji i ullirit nuk të shëndosh; Ushtroj rregullisht dhe gatuaj në shtëpi. Kënaquni! Nëse jeni duke luftuar për të hequr kilogramët, mund të mendoni të provoni një dietë me bazë bimore. Si saktësisht? Si vegan, ju do të zvogëloni numrin e ushqimeve me kalori të lartë siç janë produktet e qumështit me yndyrë të plotë, peshku i yndyrshëm, mishi i derrit dhe ushqime të tjera që përmbajnë kolesterol si vezët. Provoni të zëvendësoni ushqime të tilla me alternativa të pasura me fibra dhe proteina që do t'ju mbajnë më të ngopur më gjatë. Gjëja kryesore është të përqendroheni në ushqimet e pasura me lëndë ushqyese, të pastra dhe natyrale dhe të shmangni kaloritë boshe si sheqeri, yndyrat e ngopura dhe ushqimet shumë të përpunuara. Këtu janë disa truke që më ndihmojnë të mbaj peshën time në dietën vegane për vite me rradhë. Unë ha perime si pjatë kryesore; Unë konsumoj yndyrna të mira në mënyrë të moderuar – një yndyrë e mirë si vaji i ullirit nuk të shëndosh; Ushtroj rregullisht dhe gatuaj në shtëpi. Kënaquni! Nëse jeni duke luftuar për të hequr kilogramët, mund të mendoni të provoni një dietë me bazë bimore. Si saktësisht? Si vegan, ju do të zvogëloni numrin e ushqimeve me kalori të lartë siç janë produktet e qumështit me yndyrë të plotë, peshku i yndyrshëm, mishi i derrit dhe ushqime të tjera që përmbajnë kolesterol si vezët. Provoni të zëvendësoni ushqime të tilla me alternativa të pasura me fibra dhe proteina që do t'ju mbajnë më të ngopur më gjatë. Gjëja kryesore është të përqendroheni në ushqimet e pasura me lëndë ushqyese, të pastra dhe natyrale dhe të shmangni kaloritë boshe si sheqeri, yndyrat e ngopura dhe ushqimet shumë të përpunuara. Këtu janë disa truke që më ndihmojnë të mbaj peshën time në dietën vegane për vite me rradhë. Unë ha perime si pjatë kryesore; Unë konsumoj yndyrna të mira në mënyrë të moderuar – një yndyrë e mirë si vaji i ullirit nuk të shëndosh; Ushtroj rregullisht dhe gatuaj në shtëpi. Kënaquni! Si saktësisht? Si vegan, ju do të zvogëloni numrin e ushqimeve me kalori të lartë siç janë produktet e qumështit me yndyrë të plotë, peshku i yndyrshëm, mishi i derrit dhe ushqime të tjera që përmbajnë kolesterol si vezët. Provoni të zëvendësoni ushqime të tilla me alternativa të pasura me fibra dhe proteina që do t'ju mbajnë më të ngopur më gjatë. Gjëja kryesore është të përqendroheni në ushqimet e pasura me lëndë ushqyese, të pastra dhe natyrale dhe të shmangni kaloritë boshe si sheqeri, yndyrat e ngopura dhe ushqimet shumë të përpunuara. Këtu janë disa truke që më ndihmojnë të mbaj peshën time në dietën vegane për vite me rradhë. Unë ha perime si pjatë kryesore; Unë konsumoj yndyrna të mira në mënyrë të moderuar – një yndyrë e mirë si vaji i ullirit nuk të shëndosh; Ushtroj rregullisht dhe gatuaj në shtëpi. Kënaquni! Si saktësisht? Si vegan, ju do të zvogëloni numrin e ushqimeve me kalori të lartë siç janë produktet e qumështit me yndyrë të plotë, peshku i yndyrshëm, mishi i derrit dhe ushqime të tjera që përmbajnë kolesterol si vezët. Provoni të zëvendësoni ushqime të tilla me alternativa të pasura me fibra dhe proteina që do t'ju mbajnë më të ngopur më gjatë. Gjëja kryesore është të përqendroheni në ushqimet e pasura me lëndë ushqyese, të pastra dhe natyrale dhe të shmangni kaloritë boshe si sheqeri, yndyrat e ngopura dhe ushqimet shumë të përpunuara. Këtu janë disa truke që më ndihmojnë të mbaj peshën time në dietën vegane për vite me rradhë. Unë ha perime si pjatë kryesore; Unë konsumoj yndyrna të mira në mënyrë të moderuar – një yndyrë e mirë si vaji i ullirit nuk të shëndosh; Ushtroj rregullisht dhe gatuaj në shtëpi. Kënaquni! Provoni të zëvendësoni ushqime të tilla me alternativa të pasura me fibra dhe proteina që do t'ju mbajnë më të ngopur më gjatë. Gjëja kryesore është të përqendroheni në ushqimet e pasura me lëndë ushqyese, të pastra dhe natyrale dhe të shmangni kaloritë boshe si sheqeri, yndyrat e ngopura dhe ushqimet shumë të përpunuara. Këtu janë disa truke që më ndihmojnë të mbaj peshën time në dietën vegane për vite me rradhë. Unë ha perime si pjatë kryesore; Unë konsumoj yndyrna të mira në mënyrë të moderuar – një yndyrë e mirë si vaji i ullirit nuk të shëndosh; Ushtroj rregullisht dhe gatuaj në shtëpi. Kënaquni! Provoni të zëvendësoni ushqime të tilla me alternativa të pasura me fibra dhe proteina që do t'ju mbajnë më të ngopur më gjatë. Gjëja kryesore është të përqendroheni në ushqimet e pasura me lëndë ushqyese, të pastra dhe natyrale dhe të shmangni kaloritë boshe si sheqeri, yndyrat e ngopura dhe ushqimet shumë të përpunuara. Këtu janë disa truke që më ndihmojnë të mbaj peshën time në dietën vegane për vite me rradhë. Unë ha perime si pjatë kryesore; Unë konsumoj yndyrna të mira në mënyrë të moderuar – një yndyrë e mirë si vaji i ullirit nuk të shëndosh; Ushtroj rregullisht dhe gatuaj në shtëpi. Kënaquni! Unë konsumoj yndyrna të mira në mënyrë të moderuar – një yndyrë e mirë si vaji i ullirit nuk të shëndosh; Ushtroj rregullisht dhe gatuaj në shtëpi. Kënaquni! Unë konsumoj yndyrna të mira në mënyrë të moderuar – një yndyrë e mirë si vaji i ullirit nuk të shëndosh; Ushtroj rregullisht dhe gatuaj në shtëpi. Kënaquni!

DESSERTS

Çokollata shtëpiake me kokos dhe rrush të thatë

(Gati për rreth 10 minuta + kohë ftohjeje | Serbe 20)

Për porcion : Kalori: 130; Yndyrë: 9,1 g; Karbohidratet: 12.1 g; Proteina: 1.3 g

Përbërësit

1/2 filxhan gjalpë kakao, i shkrirë

1/3 filxhan gjalpë kikiriku

1/4 filxhan shurup agave

Një majë arrëmyshk të grirë

Një majë kripë e trashë

1/2 lugë çaji ekstrakt vanilje

1 filxhan kokos të tharë, të grirë

6 ons çokollatë të zezë, të copëtuar

3 ons rrush të thatë

Drejtimet

Përziejini mirë të gjithë përbërësit, përveç çokollatës, në një tas.

Hidheni përzierjen me lugë në kallëpe. Lëreni të qëndrojë fort në një vend të freskët.

Shkrini çokollatën e zezë në mikrovalë. Hidhni çokollatën e shkrirë derisa mbushjet të mbulohen. Lëreni të qëndrojë fort në një vend të freskët.

Kënaquni!

Fudge i lehtë Moka

(Gati për rreth 1 orë 10 minuta | Servirje 20)

Për porcion : Kalori: 105; Yndyrë: 5,6 g; Karbohidratet: 12,9 g; Proteina: 1.1 g

Përbërësit

1 filxhan biskota, të grimcuara

1/2 filxhan gjalpë bajame

1/4 filxhan nektar agave

6 ons çokollatë e zezë, e thyer në copa

1 lugë kafe e çastit

Një majë arrëmyshk të grirë

Një majë kripë

Drejtimet

Rreshtoni një fletë të madhe pjekjeje me letër pergamene.

Shkrini çokollatën në mikrovalë dhe shtoni përbërësit e mbetur; i trazojmë që të bashkohen mirë.

Grini brumin në një fletë pjekjeje të veshur me pergamenë. E vendosim në frigorifer për të paktën 1 orë që të qëndrojë.

Pritini në katrorë dhe shërbejini. Ju bëftë mirë!

Bare bajamesh dhe çokollate

(Gati për rreth 40 minuta | Porcione 10)

Për porcion : Kalori: 295; Yndyra: 17 g; Karbohidratet: 35.2 g; Proteina: 1.7 g

Përbërësit

1/2 filxhan gjalpë bajame

1/4 filxhan vaj kokosi, i shkrirë

1/4 filxhan shurup agave

1 lugë çaji ekstrakt vanilje

1/4 lugë çaji kripë deti

1/4 lugë çaji arrëmyshk i grirë

1/2 lugë çaji kanellë të bluar

2 gota miell bajame

1/4 filxhan miell fara liri

1 filxhan çokollatë vegane, e prerë në copa

1 1/3 filxhan bajame, të bluara

2 lugë gjelle pluhur kakao

1/4 filxhan shurup agave

Drejtimet

Në një tas, përzieni plotësisht gjalpin e bajames, vajin e kokosit, 1/4 filxhan shurup agave, vaniljen, kripën, arrëmyshkun dhe kanellën.

Hidhni gradualisht miellin e bajameve dhe farat e lirit dhe përzieni që të kombinohen. Shtoni copat e çokollatës dhe përzieni përsëri.

Në një tas të vogël, bashkoni bajamet, pluhurin e kakaos dhe shurupin e agave. Tani, përhapni ganashin mbi tortë. Ngrijeni për rreth 30 minuta, priteni në shufra dhe shërbejeni të ftohur mirë. Kënaquni!

Biskota me gjalpë bajame

(Gati për rreth 45 minuta | Porcione 10)

Për porcion : Kalori: 197; Yndyrë: 15,8 g; karbohidratet: 12,5 g; Proteina: 2.1 g

Përbërësit

3/4 filxhan miell për të gjitha përdorimet

1/2 lugë çaji sodë buke

1/4 lugë çaji kripë kosher

1 vezë liri

1/4 filxhan vaj kokosi, në temperaturë ambienti

2 lugë qumësht bajame

1/2 filxhan sheqer kaf

1/2 filxhan gjalpë bajame

1/2 lugë çaji kanellë të bluar

1/2 lugë çaji vanilje

Drejtimet

Në një tas përziejmë miellin, sodën e bukës dhe kripën.

Në një enë tjetër bashkojmë vezën e lirit, vajin e kokosit, qumështin e bajames, sheqerin, gjalpin e bajameve, kanellën dhe vaniljen. Përzieni përzierjen e lagur në përbërësit e thatë dhe përzieni derisa të kombinohen mirë.

Vendoseni brumin në frigorifer për rreth 30 minuta. Formoni brumin në biskota të vogla dhe i rregulloni në një tavë biskotash të veshur me pergamenë.

Piqeni në furrën e parangrohur në 350 gradë F për rreth 12 minuta. Transferoni tiganin në një raft teli që të ftohet në temperaturën e dhomës. Ju bëftë mirë!

Bare bollgur me gjalpë kikiriku

(Gati për rreth 25 minuta | Serbe 20)

Për porcion : Kalori: 161; Yndyrë: 10.3 g; Karbohidratet: 17,5 g; Proteina: 2.9 g

Përbërësit

1 filxhan gjalpë vegan

3/4 filxhan sheqer kokosi

2 lugë salcë molle

1 ¾ filxhan tërshërë të modës së vjetër

1 lugë çaji sodë buke

Një majë kripë deti

Një majë arrëmyshk të grirë

1 lugë çaji ekstrakt i pastër vanilje

1 filxhan miell tërshërë

1 filxhan miell për të gjitha përdorimet

Drejtimet

Filloni duke e ngrohur paraprakisht furrën tuaj në 350 gradë F.

Në një tas përzierës, përzieni plotësisht përbërësit e thatë. Në një enë tjetër bashkojmë përbërësit e lagësht.

Më pas, përzieni përzierjen e lagësht në përbërësit e thatë; përziejmë që të bashkohen mirë.

Përhapeni masën e brumit në një tavë pjekjeje katrore të veshur me pergamenë. E pjekim ne furren e parangrohur per rreth 20 minuta. Kënaquni!

Hallva me vanilje

(Gati për rreth 10 minuta + kohë ftohjeje | Serbe 16)

Për porcion : Kalori: 106; Yndyrë: 9,8 g; karbohidratet: 4,5 g; Proteina: 1.4 g

Përbërësit

1/2 filxhan gjalpë kakao

1/2 filxhan tahini

8 hurma, pa gropë

1/4 lugë çaji karafil të bluar

Një majë arrëmyshk të grirë

Një majë kripë e trashë

1 lugë çaji ekstrakt vanilje

Drejtimet

Rreshtoni një tepsi katrore me letër furre.

Përziejini përbërësit derisa gjithçka të jetë e integruar mirë.

Grini brumin në tavën e veshur me pergamenë. Vendoseni në frigorifer derisa të jeni gati për t'u shërbyer. Ju bëftë mirë!

Byrek me mango me çokollatë të papërpunuar

(Gati për rreth 10 minuta + kohë ftohjeje | Serbe 16)

Për porcion : Kalori: 196; Yndyrë: 16.8 g; Karbohidratet: 14.1 g; Proteina: 1.8 g

Përbërësit

Shtresa e avokados:

3 avokado të pjekura, të pastra dhe të qëruara

Një majë kripë deti

Një majë anise të bluar

1/2 lugë çaji pastë vanilje

2 lugë qumësht kokosi

5 lugë shurup agave

1/3 filxhan pluhur kakao

Shtresa e kremës:

1/3 filxhan gjalpë bajame

1/2 filxhan krem kokosi

1 mango mesatare, e qëruar

1/2 thekon kokosi

2 lugë shurup agave

Drejtimet

Në përpunuesin tuaj të ushqimit, përzieni shtresën e avokados derisa të jetë e lëmuar dhe uniforme; rezervë.

Më pas, përzieni shtresën tjetër në një tas të veçantë. Shtrojini shtresat me lugë në një tavë të lyer me pak vaj.

Transferoni tortën në frigorifer për rreth 3 orë. Ruani në frigoriferin tuaj. Ju bëftë mirë!

Akullore me çokollatë

(Gati për rreth 10 minuta | Porcione 1)

Për porcion : Kalori: 349; Yndyrë: 2.8; Karbohidratet: 84.1 g; Proteina: 4.8 g

Përbërësit

2 banane të ngrira, të qëruara dhe të prera në feta

2 lugë qumësht kokosi

1 lugë çaji karob pluhur

1 lugë çaji pluhur kakao

Një majë arrëmyshk të grirë

1/8 lugë çaji kardamom i bluar

1/8 lugë çaji kanellë të bluar

1 lugë gjelle kaçurrela me çokollatë

Drejtimet

Vendosni të gjithë përbërësit në tasin e procesorit tuaj të ushqimit ose blenderit me shpejtësi të lartë.

Blitini përbërësit derisa të bëhen krem ose derisa të arrihet konsistenca juaj e dëshiruar.

Shërbejeni menjëherë ose ruajeni në frigorifer.

Ju bëftë mirë!

Tortë me qumësht të papërpunuar me mjedër

(Gati për rreth 15 minuta + koha e ftohjes | Serbe 9)

Për porcion : Kalori: 385; Yndyrë: 22.9; Karbohidratet: 41.1 g; Proteina: 10.8 g

Përbërësit

Korja:

2 gota bajame

1 filxhan hurma të freskëta, pa koriza

1/4 lugë çaji kanellë të bluar

Mbushja:

2 filxhanë shqeme të papërpunuara, të njomura gjatë natës dhe të kulluara

14 ons manaferra, të ngrira

1 lugë gjelle lëng limoni të freskët

1/4 lugë çaji xhenxhefil të kristalizuar

1 kanaçe krem kokosi

8 hurma të freskëta, pa gropë

Drejtimet

Në përpunuesin tuaj të ushqimit, përzieni përbërësit e kores derisa masa të bashkohet; shtypni koren në një tigan të lyer me pak vaj.

Më pas, përzieni shtresën e mbushjes derisa të jetë plotësisht e lëmuar. Hidhni mbushjen me lugë mbi kore, duke krijuar një sipërfaqe të sheshtë me një shpatull.

Transferoni tortën në frigorifer për rreth 3 orë. Ruani në frigoriferin tuaj.

Dekoroni me lëvozhgë organike të agrumeve. Ju bëftë mirë!

Mini Torte me Limon

(Gati për rreth 15 minuta + koha e ftohjes | Serbe 9)

Për porcion : Kalori: 257; Yndyrë: 16.5; Karbohidratet: 25.4 g; Proteina: 4 g

Përbërësit

1 filxhan shqeme

1 filxhan hurma, pa koriza

1/2 filxhan thekon kokosi

1/2 lugë çaji anise, i bluar

3 limonë, të saposhtrydhur

1 filxhan krem kokosi

2 lugë shurup agave

Drejtimet

Lyejeni një tepsi për kifle me një vaj gatimi që nuk ngjit.

Përzieni shqemet, hurmat, kokosin dhe aniseun në përpunuesin tuaj të ushqimit ose në një blender me shpejtësi të lartë. Shtypni koren në tepsinë e kifleve me piper.

Më pas, përzieni limonin, kremin e kokosit dhe shurupin e agave. Hidhni kremin me lugë në tepsinë e kifleve.

Ruani në frigoriferin tuaj. Ju bëftë mirë!

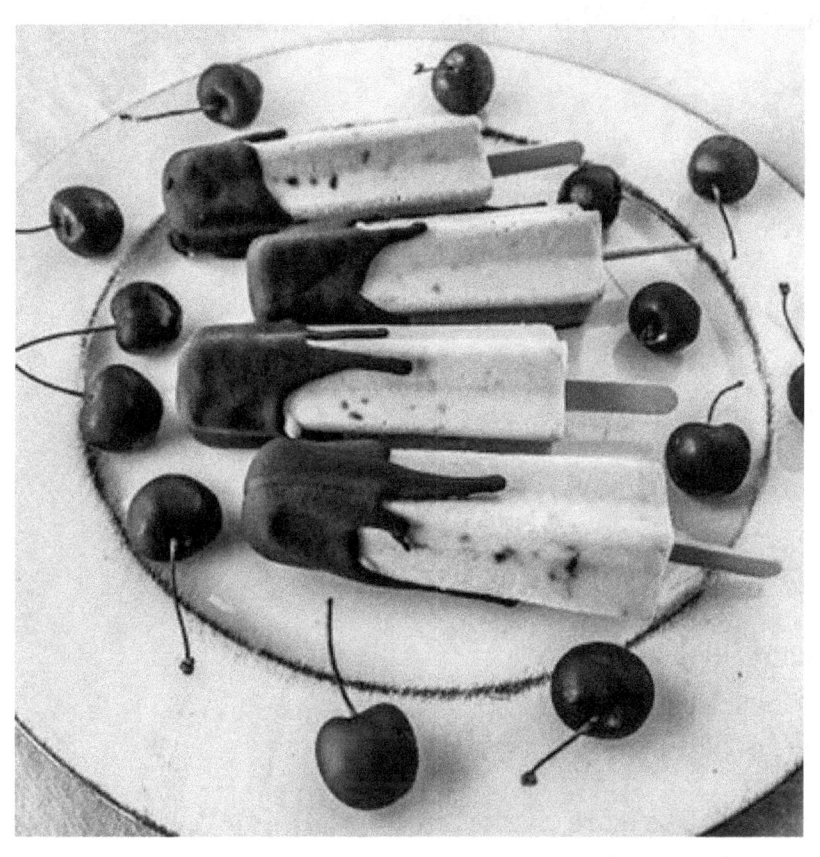

Bionde me gëzof kokosi me rrush të thatë

(Gati për rreth 30 minuta | Serbe 9)

Për porcion : Kalori: 365; Yndyrë: 18.5; Karbohidratet: 49 g; Proteina: 2.1 g

Përbërësit

1 filxhan miell kokosi

1 filxhan miell për të gjitha përdorimet

1/2 lugë çaji pluhur pjekjeje

1/4 lugë çaji kripë

1 filxhan kokos të tharë, pa sheqer

3/4 filxhan gjalpë vegan, i zbutur

1 ½ filxhan sheqer kaf

3 lugë salcë molle

1/2 lugë çaji ekstrakt vanilje

1/2 lugë çaji anise të bluar

1 filxhan rrush të thatë, të zhytur për 15 minuta

Drejtimet

Filloni duke e ngrohur paraprakisht furrën tuaj në 350 gradë F. Lyejeni një tavë pjekjeje me një vaj gatimi që nuk ngjit.

Bashkoni mirë miellin, pluhurin për pjekje, kripën dhe kokosin. Në një enë tjetër përziejmë gjalpin, sheqerin, salcën e mollës, vaniljen dhe aniseun. Përzieni përzierjen e gjalpit në përbërësit e thatë; i trazojmë që të bashkohen mirë.

Palosni rrushin e thatë. Shtypeni brumin në tavën e përgatitur për pjekje.

Piqeni për rreth 25 minuta ose derisa të vendoset në mes. Vendoseni tortën në një raft teli që të ftohet pak.

Ju bëftë mirë!

Sheshe të lehta me çokollatë

(Gati për rreth 1 orë 10 minuta | Servirje 20)

Për porcion : Kalori: 187; Yndyrë: 13.8 g; Karbohidratet: 15.1 g; Proteina: 2.9 g

Përbërësit

1 filxhan gjalpë shqeme

1 filxhan gjalpë bajame

1/4 filxhan vaj kokosi, i shkrirë

1/4 filxhan pluhur kakao të papërpunuar

2 ons çokollatë të zezë

4 lugë shurup agave

1 lugë çaji pastë vanilje

1/4 lugë çaji kanellë të bluar

1/4 lugë çaji karafil të bluar

Drejtimet

Përpunoni të gjithë përbërësit në blender derisa të jenë të njëtrajtshme dhe të lëmuara.

Grini brumin në një fletë pjekjeje të veshur me pergamenë. E vendosim në frigorifer për të paktën 1 orë që të qëndrojë.

Pritini në katrorë dhe shërbejini. Ju bëftë mirë!

Bare biskotash me çokollatë dhe rrush të thatë

(Gati për rreth 40 minuta | Porcione 10)

Për porcion : Kalori: 267; Yndyrë: 2,9 g; Karbohidratet: 61.1 g; Proteina: 2.2 g

Përbërësit

1/2 filxhan gjalpë kikiriku, në temperaturë ambienti

1 filxhan shurup agave

1 lugë çaji ekstrakt i pastër vanilje

1/4 lugë çaji kripë kosher

2 gota miell bajame

1 lugë çaji sodë buke

1 filxhan rrush të thatë

1 filxhan çokollatë vegane, e ndarë në copa

Drejtimet

Në një tas përziejini tërësisht gjalpin e kikirikut, shurupin e agave, vaniljen dhe kripën.

Hidhni gradualisht miellin e bajameve dhe sodën e bukës dhe përzieni që të bashkohen. Shtoni rrushin e thatë dhe copat e çokollatës dhe përzieni përsëri.

Ngrijeni për rreth 30 minuta dhe shërbejeni të ftohur mirë. Kënaquni!

Bare granola me bajame

(Gati për rreth 25 minuta | Serbe 12)

Për porcion : Kalori: 147; Yndyrë: 5,9 g; Karbohidratet: 21.7 g; Proteina: 5.2 g

Përbërësit

1/2 filxhan miell spelled

1/2 filxhan miell tërshërë

1 filxhan tërshërë të mbështjellë

1 lugë çaji pluhur pjekjeje

1/2 lugë çaji kanellë

1/2 lugë çaji kardamom i bluar

1/4 lugë çaji arrëmyshk i sapo grirë

1/8 lugë çaji kripë kosher

1 filxhan qumësht bajame

3 lugë shurup agave

1/2 filxhan gjalpë kikiriku

1/2 filxhan salce molle

1/2 lugë çaji ekstrakt bajamesh të pastër

1/2 lugë çaji ekstrakt të pastër vanilje

1/2 filxhan bajame, të grira

Drejtimet

Filloni duke e ngrohur paraprakisht furrën tuaj në 350 gradë F.

Në një tas përziejini mirë miellin, tërshërën, pluhurin për pjekje dhe erëzat. Në një enë tjetër bashkojmë përbërësit e lagësht.

Më pas, përzieni përzierjen e lagësht në përbërësit e thatë; përziejmë që të bashkohen mirë. Palosni bajamet e grira.

Grini masën e brumit në një tavë pjekjeje të veshur me pergamenë. E pjekim ne furren e parangrohur per rreth 20 minuta. Lëreni të ftohet në një raft teli. Pritini në bare dhe kënaquni!

Biskota me gëzof kokosi

(Gati për rreth 40 minuta | Porcione 10)

Për porcion : Kalori: 136; Yndyrë: 7,3 g; Karbohidratet: 15.6 g; Proteina: 1.6 g

Përbërësit

1/2 filxhan miell tërshërë

1/2 filxhan miell për të gjitha përdorimet

1/2 lugë çaji sodë buke

Një majë kripë

1/4 lugë çaji arrëmyshk i grirë

1/2 lugë çaji karafil të bluar

1/2 lugë çaji kanellë të bluar

4 lugë vaj kokosi

2 lugë qumësht tërshërë

1/2 filxhan sheqer kokosi

1/2 filxhan thekon kokosi, pa sheqer

Drejtimet

Në një tas përziejmë miellin, sodën e bukës dhe erëzat.

Në një enë tjetër bashkoni vajin e kokosit, qumështin e tërshërës, sheqerin dhe kokosin. Përzieni përzierjen e lagur në përbërësit e thatë dhe përzieni derisa të kombinohen mirë.

Vendoseni brumin në frigorifer për rreth 30 minuta. Formoni brumin në biskota të vogla dhe i rregulloni në një tavë biskotash të veshur me pergamenë.

Piqeni në furrën e nxehur më parë në 330 gradë F për rreth 10 minuta. Transferoni tiganin në një raft teli që të ftohet në temperaturën e dhomës. Ju bëftë mirë!

Tortë me arra të papërpunuara dhe manaferra

(Gati për rreth 10 minuta + kohë ftohjeje | Serbe 8)

Për porcion : Kalori: 244; Yndyrë: 10.2 g; Karbohidratet: 39 g; Proteina: 3.8 g

Përbërësit

Korja:

1 ½ filxhan arra, te bluara

2 lugë shurup panje

1/4 filxhan pluhur kakao të papërpunuar

1/4 lugë çaji kanellë të bluar

Një majë kripë e trashë

Një majë arrëmyshk i sapo grirë

Shtresa e manave:

6 gota manaferra të përziera

2 banane të ngrira

1/2 filxhan shurup agave

Drejtimet

Në përpunuesin tuaj të ushqimit, përzieni përbërësit e kores derisa masa të bashkohet; shtypni koren në një tavë të lyer me pak vaj.

Më pas, përzieni shtresën e manave. Hidhni me lugë shtresën e manave mbi kore, duke krijuar një sipërfaqe të sheshtë me një shpatull.

Transferoni tortën në frigorifer për rreth 3 orë. Ruani në frigoriferin tuaj. Ju bëftë mirë!

Topa të ëndrrave me çokollatë

(Gati për rreth 10 minuta + kohë ftohjeje | Serbe 8)

Për porcion : Kalori: 107; Yndyrë: 7,2 g; Karbohidratet: 10.8 g; Proteina: 1.8 g

Përbërësit

3 lugë kakao pluhur

8 hurma të freskëta, të papastër dhe të njomur për 15 minuta

2 lugë tahini, në temperaturë ambienti

1/2 lugë çaji kanellë të bluar

1/2 filxhan çokollatë vegane, e copëtuar në copa

1 lugë gjelle vaj kokosi, në temperaturë ambienti

Drejtimet

Shtoni pluhurin e kakaos, hurmat, tahinin dhe kanellën në tasin e përpunuesit tuaj të ushqimit. Procedoni derisa përzierja të formojë një top.

Përdorni një lugë biskotash për ta ndarë përzierjen në pjesë prej 1 ons. Topthat rrotullohen dhe vendosen në frigorifer për të paktën 30 minuta.

Ndërkohë vendosim çokollatën në mikrovalë derisa të shkrihet; shtoni vajin e kokosit dhe rrihni të bashkohen mirë.

Zhytni topat e çokollatës në shtresë dhe ruajini në frigorifer derisa të jenë gati për t'u shërbyer. Ju bëftë mirë!

Makaronat e minutës së fundit

(Gati për rreth 15 minuta | Porcione 10)

Për porcion : Kalori: 125; Yndyrë: 7,2 g; Karbohidratet: 14.3 g; Proteina: 1.1 g

Përbërësit

3 gota thekon kokosi, të ëmbëlsuar

9 ons qumësht kokosi të konservuar, i ëmbëlsuar

1 lugë çaji anise të bluar

1 lugë çaji ekstrakt vanilje

Drejtimet

Filloni duke e ngrohur paraprakisht furrën tuaj në 325 gradë F. Vini fletët e biskotave me letër pergamene.

Kombinoni tërësisht të gjithë përbërësit derisa gjithçka të jetë e integruar mirë.

Përdorni një lugë biskotash për të hedhur grumbuj brumë mbi fletët e përgatitura të biskotave.

Piqini për rreth 11 minuta derisa të marrin një ngjyrë kafe të lehtë. Ju bëftë mirë!

Ratafias të modës së vjetër

(Gati për rreth 20 minuta | Serbimet 8)

Për porcion : Kalori: 272; Yndyrë: 16.2 g; Karbohidratet: 28.6 g; Proteina: 5.8 g

Përbërësit

2 ons miell për të gjitha përdorimet

2 ons miell bajame

1 lugë çaji pluhur pjekjeje

2 lugë salcë molle

5 oce sheqer pluhur

1 ½ ons gjalpë vegan

4 pika esencë ratafie

Drejtimet

Filloni duke e ngrohur paraprakisht furrën tuaj në 330 gradë F. Rrini një fletë biskotash me letër pergamene.

Kombinoni tërësisht të gjithë përbërësit derisa gjithçka të jetë e integruar mirë.

Përdorni një lugë biskotash për të hedhur grumbuj brumë mbi fletën e përgatitur të biskotave.

Piqini për rreth 15 minuta derisa të marrin një ngjyrë kafe të lehtë. Ju bëftë mirë!

Puding orizi jasemini me kajsi të thata

(Gati për rreth 20 minuta | Serbimet 4)

Për porcion : Kalori: 300; Yndyrë: 2.2 g; Karbohidratet: 63.6 g; Proteina: 5.6 g

Përbërësit

1 filxhan oriz jasemini, i shpëlarë

1 gotë ujë

1 filxhan qumësht bajame

1/2 filxhan sheqer kaf

Një majë kripë

Një majë arrëmyshk të grirë

1/2 filxhan kajsi të thata, të copëtuara

1/4 lugë çaji kanellë pluhur

1 lugë çaji ekstrakt vanilje

Drejtimet

Shtoni orizin dhe ujin në një tenxhere. Mbulojeni tenxheren dhe lëreni ujin të vlojë.

Uleni nxehtësinë në të ulët; lëreni të ziejë edhe për 10 minuta të tjera derisa të thithet i gjithë uji.

Më pas, shtoni përbërësit e mbetur dhe përzieni që të bashkohen. E lemë të ziejë edhe për 10 minuta ose derisa pudingu të trashet. Ju bëftë mirë!

Bare energjie të përditshme

(Gati për rreth 35 minuta | Serbe 16)

Për porcion : Kalori: 285; Yndyrë: 17.1 g; karbohidratet: 30 g; Proteina: 5.1 g

Përbërësit

1 filxhan gjalpë vegan

1 filxhan sheqer kaf

2 lugë shurup agave

2 gota tërshërë të modës së vjetër

1/2 filxhan bajame, të grira

1/2 filxhan arra, të prera

1/2 filxhan rrush pa fara të thata

1/2 filxhan pepita

Drejtimet

Filloni duke e ngrohur paraprakisht furrën tuaj në 320 gradë F. Rrini një tavë pjekjeje me letër furre ose mat Silpat.

Kombinoni tërësisht të gjithë përbërësit derisa gjithçka të jetë e integruar mirë.

Përhapeni masën në tavën e përgatitur duke përdorur një shpatull të gjerë.

Piqni për rreth 33 minuta ose deri në kafe të artë. Pritini në shufra duke përdorur një thikë të mprehtë dhe shijoni!

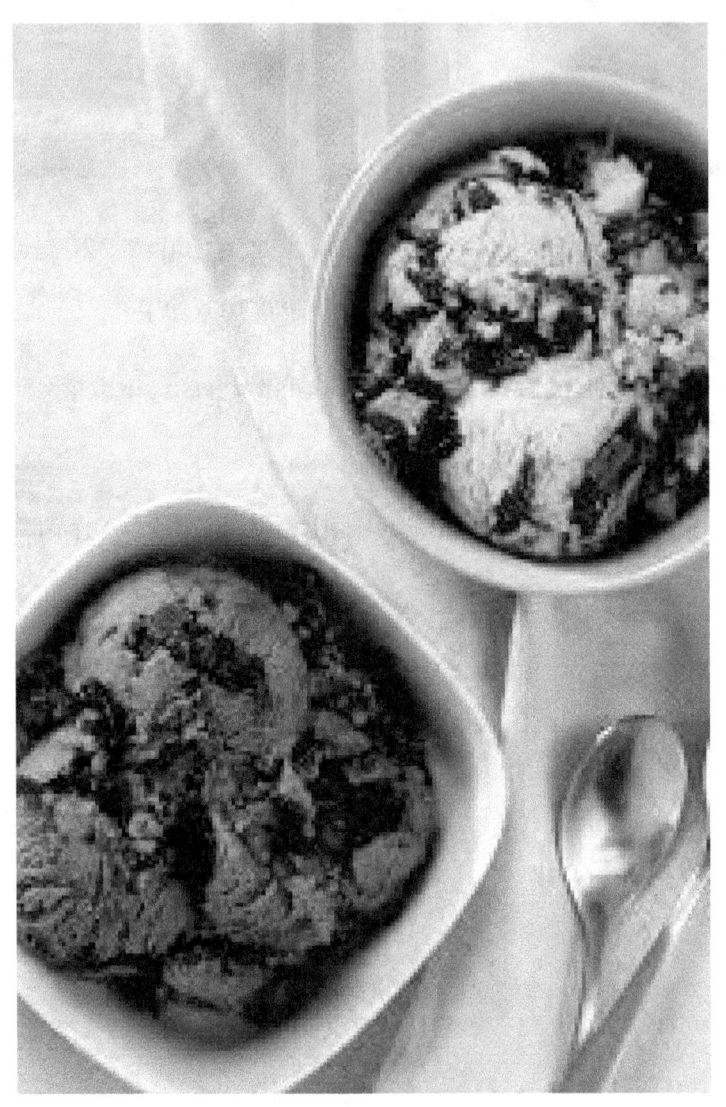

Akullore e papërpunuar kokosi

(Gati për rreth 10 minuta + kohë ftohjeje | Servirje 2)

Për porcion : Kalori: 388; Yndyrë: 7,7 g; Karbohidratet: 82 g; Proteina: 4.8 g

Përbërësit

4 banane shumë të pjekura, të ngrira

4 lugë qumësht kokosi

6 hurma të freskëta, pa kokrra

1/4 lugë çaji ekstrakt i pastër kokosi

1/2 lugë çaji ekstrakt të pastër vanilje

1/2 filxhan thekon kokosi

Drejtimet

Vendosni të gjithë përbërësit në tasin e procesorit tuaj të ushqimit ose blenderit me shpejtësi të lartë.

Blitini përbërësit derisa të bëhen krem ose derisa të arrihet konsistenca juaj e dëshiruar.

Shërbejeni menjëherë ose ruajeni në frigorifer.

Ju bëftë mirë!

Fudge lajthie me çokollatë

(Gati për rreth 1 orë 10 minuta | Servirje 20)

Për porcion : Kalori: 127; Yndyra: 9 g; Karbohidratet: 10.7 g; Proteina: 2.4 g

Përbërësit

1 filxhan gjalpë shqeme

1 filxhan hurma të freskëta, pa koriza

1/4 filxhan pluhur kakao

1/4 lugë çaji karafil të bluar

1 lugë çaji pluhur matcha

1 lugë çaji ekstrakt vanilje

1/2 filxhan lajthi, të prera trashë

Drejtimet

Përpunoni të gjithë përbërësit në blender derisa të jenë të njëtrajtshme dhe të lëmuara.

Grini brumin në një fletë pjekjeje të veshur me pergamenë. E vendosim në frigorifer për të paktën 1 orë që të qëndrojë.

Pritini në katrorë dhe shërbejini. Ju bëftë mirë!

Sheshe bollgur me Kastrati

(Gati për rreth 25 minuta | Serbe 20)

Për porcion : Kalori: 101; Yndyrë: 2,5 g; Karbohidratet: 17.2 g; Proteina: 2.8 g

Përbërësit

1 ½ filxhan tërshërë të mbështjellë

1/2 filxhan sheqer kaf

1 lugë çaji sodë buke

Një majë kripë e trashë

Një majë arrëmyshk të grirë

1/2 lugë çaji kanellë

2/3 filxhan gjalpë kikiriku

1 banane mesatare, e grirë

1/3 filxhan qumësht tërshërë

1 lugë çaji ekstrakt vanilje

1/2 filxhan boronicë të thata

Drejtimet

Filloni duke e ngrohur paraprakisht furrën tuaj në 350 gradë F.

Në një tas përzierës, përzieni plotësisht përbërësit e thatë. Në një enë tjetër bashkojmë përbërësit e lagësht.

Më pas, përzieni përzierjen e lagësht në përbërësit e thatë; përziejmë që të bashkohen mirë.

Përhapeni masën e brumit në një tavë pjekjeje të veshur me pergamenë. E pjekim ne furren e parangrohur per rreth 20 minuta.

Lëreni të ftohet në një raft teli. Pritini në katrorë dhe shijoni!

Puding Bukë Klasik me Sulltane

(Gati për rreth 2 orë | Serbe 4)

Për porcion : Kalori: 377; Yndyrë: 6,5 g; Karbohidratet: 72 g; Proteina: 10.7 g

Përbërësit

10 ons bukë njëditore, e prerë në kubikë

2 gota qumësht kokosi

1/2 filxhan sheqer kokosi

1 lugë çaji ekstrakt vanilje

1/2 lugë çaji karafil të bluar

1/2 lugë çaji kanellë të bluar

1/2 filxhan Sulltane

Drejtimet

Vendosni kubat e bukës në një enë pjekjeje të lyer me pak vaj.

Tani, përzieni qumështin, sheqerin, vaniljen, karafilin e bluar dhe kanellën derisa të bëhen kremoze dhe të lëmuara.

Përzierjen e derdhni me lugë në të gjithë kubikët e bukës, duke i shtypur me një shpatull të gjerë që të zhyten mirë; palosni sulltanet dhe lërini mënjanë për rreth 1 orë.

Piqni në furrën e parangrohur në 350 gradë F për rreth 1 orë ose derisa pjesa e sipërme e pudingut tuaj të marrë ngjyrë kafe të artë.

Ju bëftë mirë!

Halva dekadente lajthie

(Gati për rreth 10 minuta | Serbe 16)

Për porcion : Kalori: 169; Yndyrë: 15,5 g; Karbohidratet: 6.6 g; Proteina: 1.9 g

Përbërësit

1/2 filxhan tahini

1/2 filxhan gjalpë bajame

1/4 filxhan vaj kokosi, i shkrirë

4 lugë gjelle nektar agave

1/2 lugë çaji ekstrakt bajamesh të pastër

1/2 lugë çaji ekstrakt të pastër vanilje

1/8 lugë çaji kripë

1/8 lugë çaji arrëmyshk i sapo grirë

1/2 filxhan lajthi, të prera

Drejtimet

Rreshtoni një tepsi katrore me letër furre.

Përziejini përbërësit, përveç lajthive, derisa gjithçka të përfshihet mirë.

Grini brumin në tavën e veshur me pergamenë. Shtypni lajthitë në brumë.

Vendoseni në frigorifer derisa të jeni gati për t'u shërbyer. Ju bëftë mirë!

Mini qumështore me portokall

(Gati për rreth 10 minuta + kohë ftohjeje | Serbe 12)

Për porcion : Kalori: 226; Yndyrë: 15,9 g; Karbohidratet: 19.8 g; Proteina: 5.1 g

Përbërësit

Korja:

1 filxhan bajame të papërpunuara

1 filxhan hurma të freskëta, pa koriza

Mbushja:

1/2 filxhan fara luledielli të papërpunuara, të njomura gjatë natës dhe të kulluara

1 filxhan arra shqeme të papërpunuara, të njomura gjatë natës dhe të kulluara

1 portokall i saposhtrydhur

1/4 filxhan vaj kokosi, i zbutur

1/2 filxhan hurma, pa koriza

Dekoroni:

2 lugë majë karamel

Drejtimet

Në përpunuesin tuaj të ushqimit, përzieni përbërësit e kores derisa masa të bashkohet; shtypni koren në një formë për kifle të lyer me pak yndyrë.

Më pas, përzieni përbërësit e sipërme derisa të bëhen kremoze dhe të lëmuara. Hidhni përzierjen e sipërme me lugë mbi kore, duke krijuar një sipërfaqe të sheshtë me një shpatull.

Vendosini këto mini cheesecake në frigoriferin tuaj për rreth 3 orë. Dekoroni me majë karamel. Ju bëftë mirë!

Komposto manaferrash me verë të kuqe

(Gati për rreth 15 minuta | Serbimet 4)

Për porcion : Kalori: 260; Yndyrë: 0,5 g; Karbohidratet: 64.1 g; Proteina: 1.1 g

Përbërësit

4 gota manaferra të përziera, të freskëta ose të ngrira

1 filxhan verë e kuqe e ëmbël

1 filxhan shurup agave

1/2 lugë çaji anise

1 shkop kanelle

3-4 karafil

Një majë arrëmyshk të grirë

Një majë kripë deti

Drejtimet

Shtoni të gjithë përbërësit në një tenxhere. Mbulojeni me ujë me 1 inç. Lëreni të vlojë dhe menjëherë zvogëloni zjarrin në zjarr të ngadaltë.

Lëreni të ziejë për 9 deri në 11 minuta. Lëreni të ftohet plotësisht.

Ju bëftë mirë!

turk Irmik Helvasi

(Gati për rreth 35 minuta | Serbe 8)

Për porcion : Kalori: 349; Yndyrë: 29,1 g; Karbohidratet: 18.1 g; Proteina: 4.7 g

Përbërësit

1 filxhan miell bollgur

1/2 filxhan kokos, i grirë

1/2 lugë çaji pluhur pjekjeje

Një majë kripë

1 lugë çaji ekstrakt i pastër vanilje

1 filxhan gjalpë vegan

1 filxhan qumësht kokosi

1/2 filxhan arra, të bluara

Drejtimet

Bashkoni mirë miellin, kokosin, pluhurin për pjekje, kripën dhe vaniljen. Shtoni gjalpin dhe qumështin; përzieni për t'u kombinuar.

Palosni arrat dhe lërini të pushojnë për rreth 1 orë.

Piqini në furrën e parangrohur në 350 gradë F për afërsisht 30 minuta ose derisa një testues i futur në qendër të tortës të dalë i thatë dhe i pastër.

Transferoni në një raft teli për t'u ftohur plotësisht përpara se ta prisni në feta dhe ta servirni. Ju bëftë mirë!

Kufeto tradicionale greke

(Gati për rreth 15 minuta | Serbimet 8)

Për porcion : Kalori: 203; Yndyrë: 6,8 g; Karbohidratet: 34.1 g; Proteina: 3.4 g

Përbërësit

1 kile kungull

8 ons sheqer kaf

1 fasule vanilje

3-4 karafil

1 shkop kanelle

1 filxhan bajame, të grira dhe të thekura lehtë

Drejtimet

Sillni kungullin dhe sheqerin kaf në një valë; shtoni vaniljen, karafilin dhe kanellën.

Përziejeni vazhdimisht që të mos ngjitet.

Gatuani derisa Kufeto juaj të jetë trashur; palosni bajamet; lëreni të ftohet plotësisht. Kënaquni!

Sallatë frutash të mprehta me salcë limoni

(Gati për rreth 15 minuta | Serbimet 4)

Për porcion : Kalori: 223; Yndyrë: 0,8 g; Karbohidratet: 56.1 g; Proteina: 2.4 g

Përbërësit

Sallatë:

1/2 kile manaferra të përziera

1/2 kile mollë, të prera dhe të prera në kubikë

8 ons rrush të kuq

2 kivi të qëruara dhe të prera në kubikë

2 portokall të mëdhenj, të qëruar dhe të prerë në feta

2 banane, të prera në feta

Salcë me limon:

2 lugë gjelle lëng limoni të freskët

1 lugë çaji xhenxhefil të freskët, të qëruar dhe të grirë

4 lugë shurup agave

Drejtimet

Përziejini të gjithë përbërësit për sallatën derisa të kombinohen mirë.

Më pas, në një tas të vogël përzierës, rrihni të gjithë përbërësit e salcës së limonit.

Vishni sallatën tuaj dhe shërbejeni të ftohur mirë. Ju bëftë mirë!

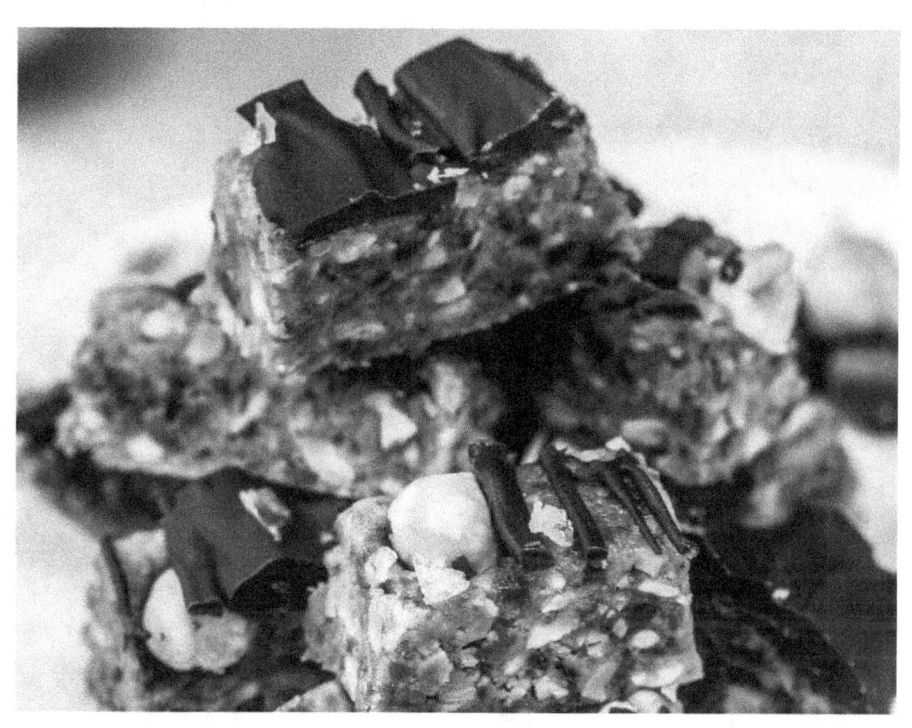

Apple Crumble në stilin gjerman

(Gati për rreth 50 minuta | Serbimet 8)

Për porcion : Kalori: 376; Yndyrë: 23.8 g; Karbohidratet: 41.3 g; Proteina: 3.3 g

Përbërësit

4 mollë të prera, të qëruara dhe të prera në feta

1/2 filxhan sheqer kaf

1 filxhan miell për të gjitha përdorimet

1/2 filxhan miell kokosi

2 lugë gjelle miell fara liri

1 lugë çaji pluhur pjekjeje

1/2 lugë çaji sodë buke

Një majë kripë deti

Një majë arrëmyshk i sapo grirë

1/2 lugë çaji kanellë të bluar

1/2 lugë çaji anise të bluar

1/2 lugë çaji ekstrakt të pastër vanilje

1/2 lugë çaji ekstrakt i pastër kokosi

1 filxhan qumësht kokosi

1/2 filxhan vaj kokosi, i zbutur

Drejtimet

Vendosini mollët në fund të një tave të lyer me pak vaj. Sipër tyre spërkatni sheqer kaf.

Në një tas përziejeni mirë miellin, miellin e farave të lirit, pluhurin për pjekje, sodën e bukës, kripën, arrëmyshkun, kanellën, aniseun, vaniljen dhe ekstraktin e kokosit.

Shtoni qumështin e kokosit dhe vajin e zbutur dhe përziejini derisa gjithçka të përfshihet mirë. Përhapeni përzierjen e sipërme mbi shtresën e frutave.

Piqni grimcën e mollës në 350 gradë F për rreth 45 minuta ose deri në kafe të artë. Ju bëftë mirë!

Puding me kanellë vanilje

(Gati për rreth 25 minuta | Serbimet 4)

Për porcion : Kalori: 332; Yndyrë: 4.4 g; Karbohidratet: 64 g; Proteina: 9.9 g

Përbërësit

1 filxhan oriz basmati, i shpëlarë

1 gotë ujë

3 gota qumësht bajame

12 hurma, pa gropa

1 lugë çaji pastë vanilje

1 lugë çaji kanellë të bluar

Drejtimet

Shtoni orizin, ujin dhe 1 ½ filxhan qumësht në një tenxhere. Mbuloni tenxheren dhe lëreni përzierjen të vlojë.

Uleni nxehtësinë në të ulët; lëreni të ziejë edhe për 10 minuta të tjera derisa të përthithet i gjithë lëngu.

Më pas, shtoni përbërësit e mbetur dhe përzieni që të bashkohen. E lemë të ziejë edhe për 10 minuta ose derisa pudingu të trashet. Ju bëftë mirë!

Tortë me çokollatë me nenexhik

(Gati për rreth 45 minuta | Serbe 16)

Për porcion : Kalori: 167; Yndyrë: 7,1 g; Karbohidratet: 25.1 g; Proteina: 1.4 g

Përbërësit

  1/2 filxhan gjalpë vegan

  1/2 filxhan sheqer kaf

  2 vezë chia

  3/4 filxhan miell për të gjitha përdorimet

  1 lugë çaji pluhur pjekjeje

  Një majë kripë

  Një majë karafil të bluar

  1 lugë çaji kanellë të bluar

  1 lugë çaji ekstrakt i pastër vanilje

  1/3 filxhan thekon kokosi

1 filxhan copa çokollate vegane

Disa pika vaj esencial menteje

Drejtimet

Në një tas, rrihni gjalpin vegan dhe sheqerin derisa të bëhen me gëzof.

Shtoni në të vezët chia, miellin, pluhurin për pjekje, kripën, karafilin, kanellën dhe vaniljen. Rrihni që të bashkohen mirë.

Shtoni kokosin dhe përzieni përsëri.

Lyejeni përzierjen në një tavë të lyer me pak yndyrë; piqni në 350 gradë F për 35 deri në 40 minuta.

Shkrini çokollatën në mikrovalë dhe shtoni vajin esencial të mentes; i trazojmë që të bashkohen mirë.

Më pas shpërndani ganashin e çokollatës në mënyrë të barabartë mbi sipërfaqen e kekut. Ju bëftë mirë!

Biskota të modës së vjetër

(Gati për rreth 45 minuta | Serbe 12)

Për porcion : Kalori: 167; Yndyrë: 8,6 g; Karbohidratet: 19,6 g; Proteina: 2.7 g

Përbërësit

1 filxhan miell për të gjitha përdorimet

1 lugë çaji pluhur pjekjeje

Një majë kripë

Një majë arrëmyshk të grirë

1/2 lugë çaji kanellë të bluar

1/4 lugë çaji kardamom i bluar

1/2 filxhan gjalpë kikiriku

2 lugë vaj kokosi, temperaturë ambienti

2 lugë qumësht bajame

1/2 filxhan sheqer kaf

1 lugë çaji ekstrakt vanilje

1 filxhan patate të skuqura çokollatë vegane

Drejtimet

Në një tas përziejmë miellin, pluhurin për pjekje dhe erëzat.

Në një enë tjetër bashkojmë gjalpin e kikirikut, vajin e kokosit, qumështin e bajames, sheqerin dhe vaniljen. Përzieni përzierjen e lagur në përbërësit e thatë dhe përzieni derisa të kombinohen mirë.

Palosni copëzat e çokollatës. Vendoseni brumin në frigorifer për rreth 30 minuta. Formoni brumin në biskota të vogla dhe i rregulloni në një tavë biskotash të veshur me pergamenë.

Piqeni në furrën e nxehur më parë në 350 gradë F për rreth 11 minuta. I kalojmë në një raft teli që të ftohen pak para se t'i shërbeni. Ju bëftë mirë!

Byrek me krem kokosi

(Gati për rreth 15 minuta + koha e ftohjes | Serbe 12)

Për porcion : Kalori: 295; Yndyrë: 21,1 g; Karbohidratet: 27.1 g; Proteina: 3.8 g

Përbërësit

Korja:

2 gota arra

10 hurma të freskëta, pa kokrra

2 lugë vaj kokosi në temperaturë ambienti

1/4 lugë çaji kardamom në ijë

1/2 lugë çaji kanellë të bluar

1 lugë çaji ekstrakt vanilje

Mbushja:

2 banane mesatare të pjekura

2 banane të ngrira

1 filxhan krem kokosi me yndyrë të plotë, i ftohur mirë

1/3 filxhan shurup agave

Dekoroni:

3 ons çokollatë e zezë vegane, e rruar

Drejtimet

Në përpunuesin tuaj të ushqimit, përzieni përbërësit e kores derisa masa të bashkohet; shtypni koren në një tavë të lyer me pak vaj.

Më pas, përzieni shtresën e mbushjes. Hidhni mbushjen me lugë mbi kore, duke krijuar një sipërfaqe të sheshtë me një shpatull.

Transferoni tortën në frigorifer për rreth 3 orë. Ruani në frigoriferin tuaj.

Dekoroni me kaçurrela me çokollatë pak para se ta shërbeni. Ju bëftë mirë!

Karamele me çokollatë të lehtë

(Gati për rreth 35 minuta | Serbe 8)

Për porcion : Kalori: 232; Yndyrë: 15,5 g; Karbohidratet: 19,6 g; Proteina: 3.4 g

Përbërësit

10 ons çokollatë të zezë, të copëtuar në copa

6 lugë qumësht kokosi, i ngrohtë

1/4 lugë çaji kanellë të bluar

1/4 lugë çaji anise të bluar

1/2 lugë çaji ekstrakt vanilje

1/4 filxhan pluhur kakao, pa sheqer

Drejtimet

Kombinoni tërësisht çokollatën, qumështin e ngrohtë të kokosit, kanellën, anise dhe vaniljen derisa gjithçka të përfshihet mirë.

Përdorni një lugë biskotash për ta ndarë përzierjen në pjesë prej 1 ons. Rrotulloni topthat me duar dhe vendosini në frigorifer për të paktën 30 minuta.

Zhytni topat e çokollatës në pluhurin e kakaos dhe ruajini në frigorifer derisa të jenë gati për t'u shërbyer. Ju bëftë mirë!

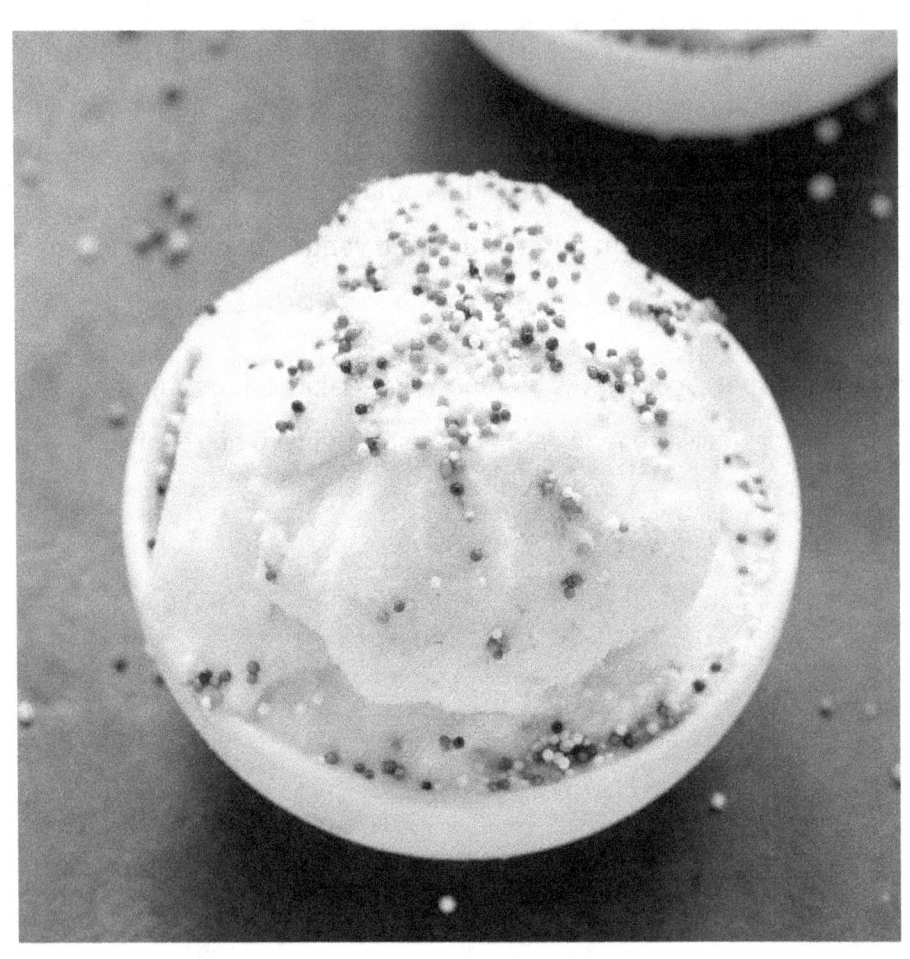

Këpucari i mjedrës së mamit

(Gati për rreth 50 minuta | Serbimet 7)

Për porcion : Kalori: 227; Yndyrë: 10,6 g; Karbohidratet: 32.1 g; Proteina: 3.6 g

Përbërësit

1 kile mjedra të freskëta

1/2 lugë çaji xhenxhefil të freskët, të qëruar dhe të grirë

1/2 lugë çaji lëvore gëlqereje

2 lugë sheqer kaf

1 filxhan miell për të gjitha përdorimet

1 lugë çaji pluhur pjekjeje

1/4 lugë çaji kripë deti

2 ons shurup agave

1/4 lugë çaji karafil të bluar

1/2 lugë çaji kanellë të bluar

1/8 lugë çaji arrëmyshk i sapo grirë

1/2 filxhan krem kokosi

1/2 filxhan qumësht kokosi

Drejtimet

Vendosim mjedrat në fund të një tave të lyer me pak vaj. Sipër tyre spërkatni xhenxhefil, lëvore lime dhe sheqer kaf.

Në një tas përziejini mirë miellin, pluhurin për pjekje, kripën, shurupin e agave, karafilin e bluar, kanellën dhe arrëmyshkun.

Shtoni në të kremin e kokosit dhe qumështin dhe përziejini derisa gjithçka të përfshihet mirë. Përhapeni masën e sipërme mbi shtresën e mjedrës.

Piqni këpucarin tuaj në 350 gradë F për rreth 45 minuta ose deri në kafe të artë. Ju bëftë mirë!

Dardha e vjeshtës e freskët

(Gati për rreth 50 minuta | Serbimet 8)

Për porcion : Kalori: 289; Yndyrë: 15,4 g; Karbohidratet: 35,5 g; Proteina: 4.4 g

Përbërësit

4 dardha të qëruara, të prera dhe të prera në feta

1 lugë gjelle lëng limoni të freskët

1/2 lugë çaji kanellë të bluar

1/2 lugë çaji anise të bluar

1 filxhan sheqer kaf

1 ¼ filxhani tërshërë që gatuhet shpejt

1/2 filxhan ujë

1/2 lugë çaji pluhur pjekjeje

1/2 filxhan vaj kokosi, i shkrirë

1 lugë çaji ekstrakt i pastër vanilje

Drejtimet

Filloni duke e ngrohur furrën tuaj në 350 gradë F.

I radhisim dardhat ne fund te nje tave te lyer me pak vaj. Sipër tyre spërkatni lëng limoni, kanellë, anise dhe 1/2 filxhan sheqer kaf.

Në një tas përziejini tërësisht tërshërën që gatuhet shpejt, ujin, 1/2 e sheqerit kaf, pluhurin për pjekje, vajin e kokosit dhe ekstraktin e vaniljes.

Përhapeni përzierjen e sipërme mbi shtresën e frutave.

Piqini në furrën e nxehur më parë për rreth 45 minuta ose derisa të marrin ngjyrë kafe të artë. Ju bëftë mirë!

Biskota të famshme të kashtës

(Gati për rreth 20 minuta | Servirje 9)

Për porcion : Kalori: 332; Yndyrë: 18,4 g; Karbohidratet: 38,5 g; Proteina: 5.1 g

Përbërësit

1 filxhan tërshërë të menjëhershme

1/2 filxhan gjalpë bajame

2 ons bajame, të bluara

1/4 filxhan pluhur kakao, pa sheqer

1/2 lugë çaji vanilje

1/2 lugë çaji kanellë të bluar

1/2 lugë çaji anise të bluar

1/4 filxhan qumësht bajame

3 lugë gjalpë vegan

1 filxhan sheqer kaf

Drejtimet

Në tasin e përzierjes, bashkoni mirë tërshërën, gjalpin e bajameve, bajamet e bluara, kakaon, vaniljen, kanellën dhe aniseun; rezervë.

Në një tenxhere mesatare vendosim qumështin, gjalpin dhe sheqerin të ziejnë. Lëreni të ziejë për rreth 1 minutë, duke e përzier shpesh.

Hidhni përzierjen e qumështit/gjalpit mbi përzierjen e tërshërës; i trazojmë që të bashkohen mirë.

Hidhini me lugë çaji në një fletë biskotash të veshur me pergamenë dhe lërini të ftohen plotësisht. Kënaquni!

Brownies me çokollatë të dyfishtë

(Gati për rreth 25 minuta | Serbimet 9)

Për porcion : Kalori: 237; Yndyrë: 14,4 g; Karbohidratet: 26,5 g; Proteina: 2.8 g

Përbërësit

1/2 filxhan gjalpë vegan, i shkrirë

2 lugë salcë molle

1/2 filxhan miell për të gjitha përdorimet

1/2 filxhan miell bajame

1 lugë çaji pluhur pjekjeje

2/3 filxhan sheqer kaf

1/2 lugë çaji ekstrakt vanilje

1/3 filxhan pluhur kakao

Një majë kripë deti

Një majë arrëmyshk i sapo grirë

1/4 filxhan patate të skuqura çokollatë

Drejtimet

Filloni duke e ngrohur furrën tuaj në 350 gradë F.

Në një tas, përzieni gjalpin dhe salcën e mollës derisa të kombinohen mirë. Më pas, përzieni përbërësit e mbetur, duke i përzier vazhdimisht që të bashkohen mirë.

Brumin e derdhim në një tepsi të lyer me pak vaj. Piqeni në furrën e nxehur më parë për rreth 25 minuta ose derisa një testues i vendosur në mes të dalë i pastër.

Ju bëftë mirë!

Trajtime krokante me tërshërë dhe arra

(Gati për rreth 25 minuta | Porcione 10)

Për porcion : Kalori: 375; Yndyrë: 16.3 g; Karbohidratet: 56 g; Proteina: 4.7 g

Përbërësit

1 filxhan miell për të gjitha përdorimet

2 ½ filxhan tërshërë të menjëhershme

1 lugë çaji sodë buke

Një majë kripë e trashë

1 filxhan sheqer kaf

1/2 filxhan vaj kokosi, temperaturë dhome

4 lugë shurup agave

1 lugë çaji ekstrakt vanilje

1/4 lugë çaji kanellë të bluar

1/4 lugë çaji anise të bluar

1/4 lugë çaji karafil të bluar

2 lugë salcë molle

1/2 filxhan pikane, të prera përafërsisht

Drejtimet

Në një tas përziejeni mirë miellin, tërshërën, sodën e bukës dhe kripën.

Më pas, rrihni sheqerin me vaj kokosi dhe shurup agave. Shtoni erëzat dhe salcën e mollës. Shtoni përzierjen e lagësht tek përbërësit e thatë.

Palosni pecanët dhe përzieni që të kombinohen. Përhapeni brumin në një fletë pjekjeje të veshur me pergamenë.

Piqni tortën tuaj në 350 gradë F për rreth 25 minuta ose derisa qendra të vendoset. E lemë të ftohet dhe e presim në shufra. Ju bëftë mirë!